1分鐘

改善駝背

挺直背部就能年輕10歲！

日本骨科名醫與物理治療師親授！
高平尚伸
原慶宏
平泉裕
山口正貴

骨科名醫的「體操大全」

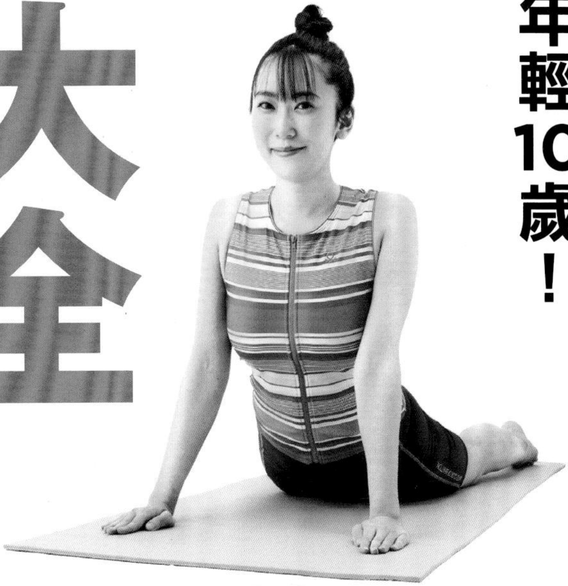

楓書坊

無論幾歲，都能透過1分鐘體操大幅改善駝背狀況！

解決各種身體不適後，人生也會隨之好轉！

北里大學研究所醫療系研究科骨科學教授　**高平尚伸**

脖子可以更輕易向後仰的高平尚伸醫師

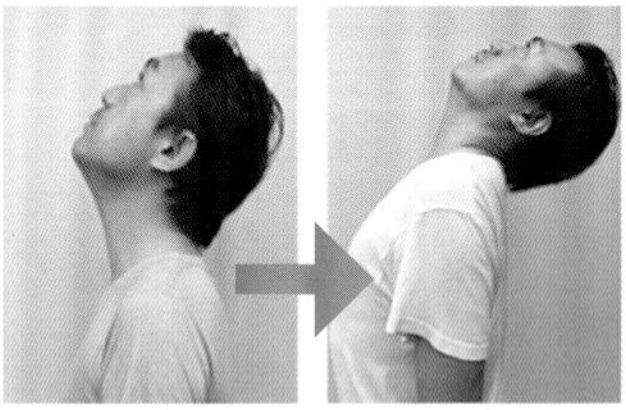

體操前　→　體操後

藉由仰頭1分鐘體操，改善頸部駝背造成的頸椎僵直。

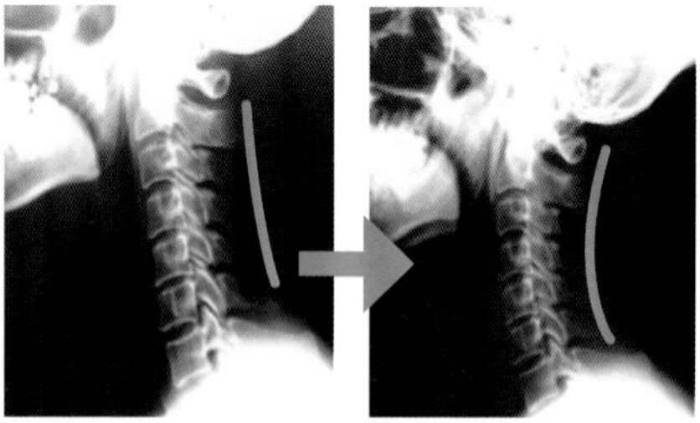

高平尚伸醫師的體操前　→　體操後

仰頭1分鐘的操作方法在第72頁GO!

我雖然是大學醫院的骨科醫師，但是過去也曾有因為駝背，造成頸部疼痛的經驗。或許是我用電腦時都駝背的關係，頸部開始出現疼痛感，於是照了X光片檢查。結果發現，頸椎（脊椎的頸部部分）竟然失去了該有的弧度。俗話說的「說一套，做一套」，就是像我這樣吧。

後來，我嘗試每天都做「仰頭1分鐘」體操（參照第5章），頸椎就在1週內恢復正常的弧度了！藉由這樣的經驗，我也積極地教導患者們做體操，恢復良好的姿勢。聽見許多患者向我回報他們不僅改善了駝背，身體狀況也好多了，讓我感到非常開心。

為了克服背部駝背，挑戰推牆1分鐘體操！

田村文子小姐（化名・58歲）

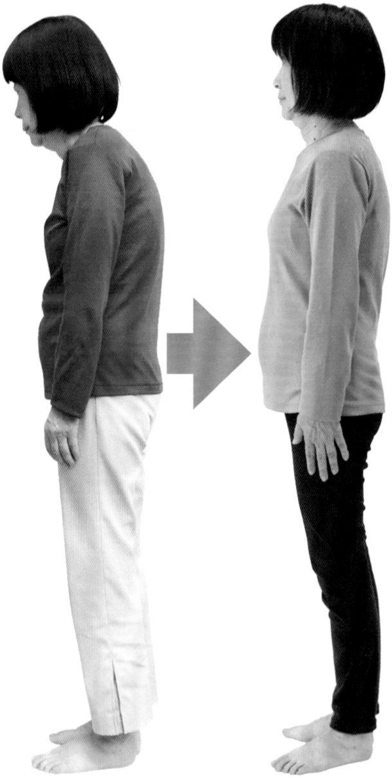

體操前　　做體操1週後

從以前就知道自己有背部駝背的狀況，但是因為治不好就放棄了。不過，每天認真實行推牆1分鐘體操後，只花了1週就讓背部更容易伸直，大幅改善了背部駝背的問題，真的很令人高興！而且，感覺變得比較不容易累，身體發寒的狀況也有好轉。

高平尚伸醫師的建議

無論現在幾歲，都可以像田村小姐這樣透過每天做些簡單的體操改善駝背！田村小姐，就這樣繼續維持吧！

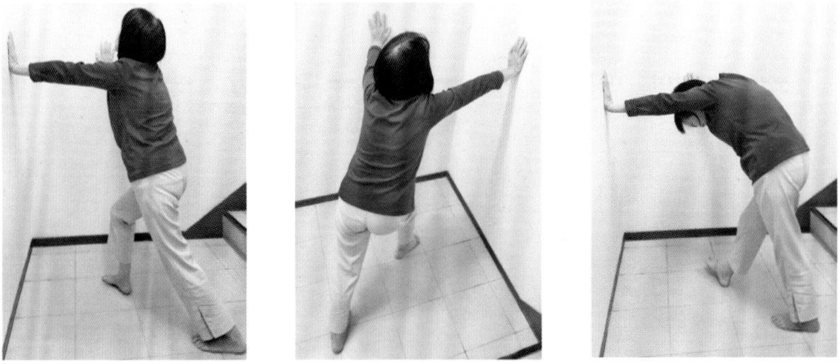

每天做3次推牆1分鐘體操，持續1週。

推牆1分鐘的操作方法在 第84頁GO!

可能會引發其他症狀！

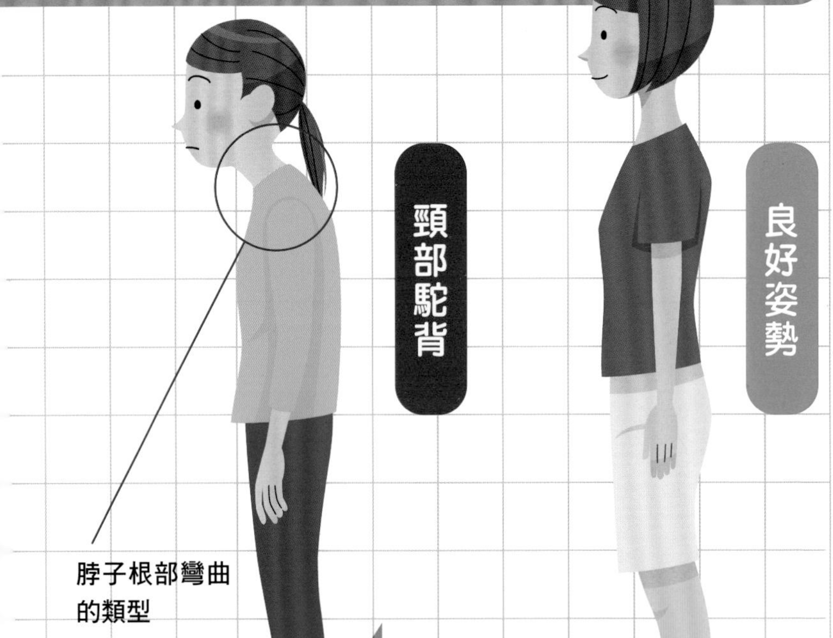

駝背類型檢測請見
第2章GO!

駝背不僅讓儀態看起來「顯老」，還會引發腰痛、肩膀僵硬、便祕、頻尿等各種症狀。及早改善駝背，才能避免上述症狀，過上健康人生。

若置之不理…

可能會引發這些症狀！

●肩膀僵硬
●頸部疼痛
●頭痛　等

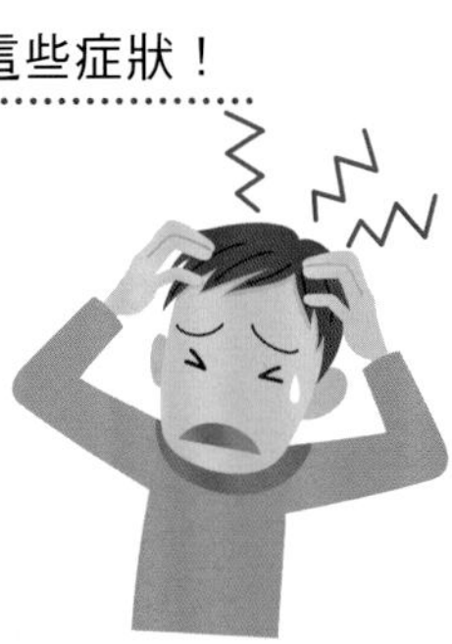

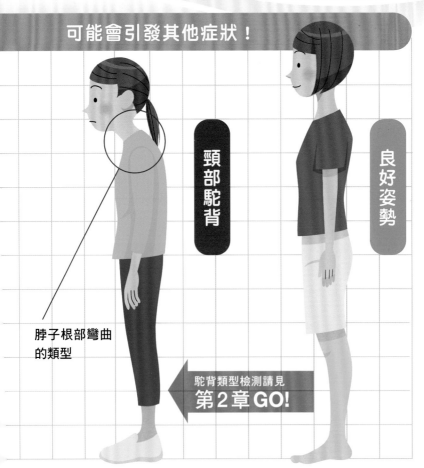

詳情請見 第5章 GO！

駝背有3種類型！若輕忽或置之不理，

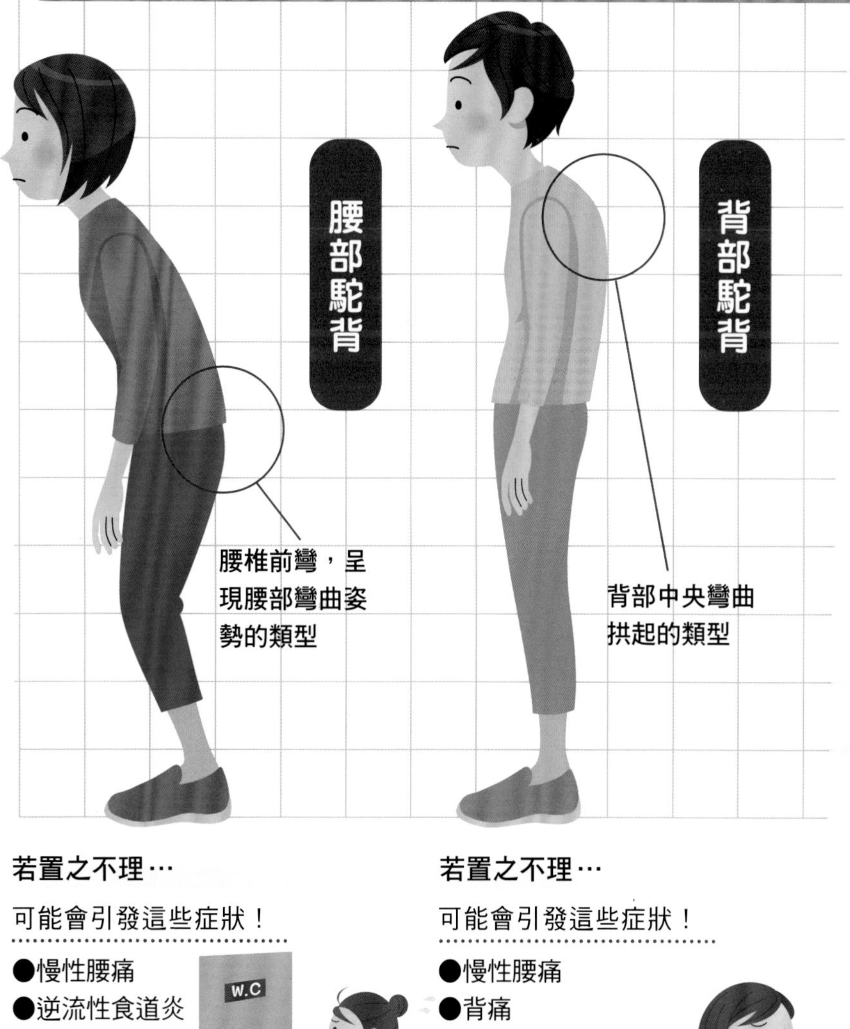

腰部駝背
腰椎前彎，呈現腰部彎曲姿勢的類型
背部駝背
背部中央彎曲拱起的類型

若置之不理…

可能會引發這些症狀！

- ●慢性腰痛
- ●逆流性食道炎
- ●便祕
- ●頻尿　等

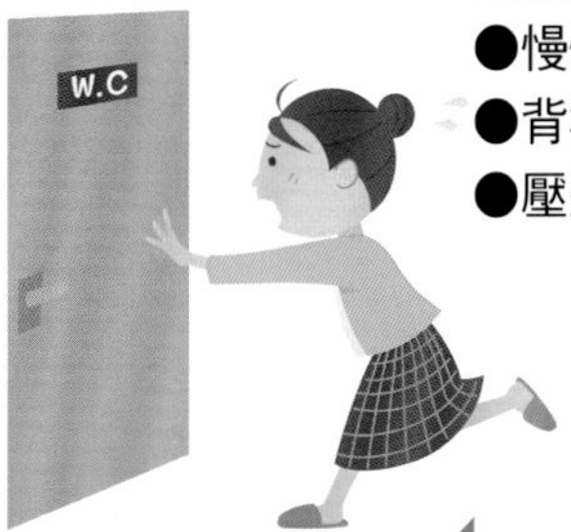

W.C

詳情請見 **第7章 GO！**

若置之不理…

可能會引發這些症狀！

- ●慢性腰痛
- ●背痛
- ●壓迫性骨折　等

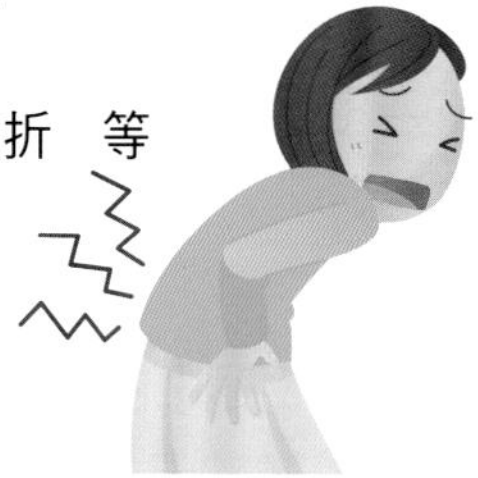

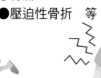

詳情請見 **第6章 GO！**

前言

本書是為了「想讓姿勢變好」的讀者們所寫的。而且，內文還能讀到在醫療現場接觸病患的大學醫院專科醫師及物理治療師的詳細解說，實屬難得。

目前市面上姿勢指導相關的書籍，大部分都不是醫師所寫。

那麼，為什麼本書中專門治療疾病的醫師們，會特別認真地解說姿勢呢？因為針對姿勢進行正確的醫學解說，有助於各位維持身體健康。而且，也想讓大家務必試試透過最新解剖學編排的簡單體操，可以藉此恢復良好姿勢。

姿勢對於健康的維持來說是非常重要的。

雖然人的姿勢不像血壓或血糖一樣，可以藉由數值明確表示「超過多少就是生病了」，在健康檢查時也不會特別指出這個問題，但是長時間下來，也有可能造成和疾病一樣的危險狀態……也就是我認為的「不良姿勢」。

除了腰痛和肩膀僵硬之外，消化器官等內臟疾病等也有可能是「不良姿勢」造成

脊椎的構造

脊椎是由薦骨、尾骨以外的24塊椎骨連接而成，外觀呈S形曲線，可以支撐身體。

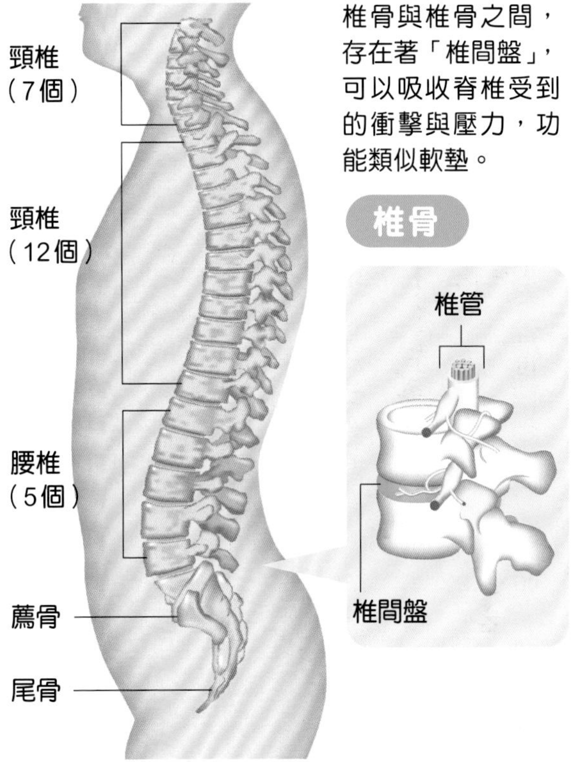

椎骨與椎骨之間，存在著「椎間盤」，可以吸收脊椎受到的衝擊與壓力，功能類似軟墊。

的。說了這麼多，不良姿勢到底是指哪些呢？首先，還是要從「良好姿勢」開始說起。

一般來說，我們的姿勢是透過「脊椎」來維持的。從頸部延伸至臀部的脊椎，並不是一整根長長的骨頭，而是由積木般的小骨頭（椎骨）組成，並且可再細分為頸部、胸部、腰部這3個區塊。從最上方數到第7塊骨頭的部分是「頸椎」，頸椎以下的12塊是「胸椎」，胸椎以下的5塊則是「腰椎」。脊椎就是由24塊椎骨組合而成，而腰椎會與上半身的基座「骨盆」相連。

24塊椎骨之中，脊椎最下方負責支撐的腰椎椎骨尺寸最大，由腰椎往頸椎往上延伸，椎骨尺寸會逐漸變小。在最小的頸椎之上，還有個沉重的頭部。

頭部重量約為體重的10％，以體重50公斤的人來說，頭部約有5公斤。簡單來說，就是1顆女性用保齡球的重量。這樣的重量只有纖細的頸部來支撐，勢必會造成很大的負擔。脊椎就是為了分散重量，才會呈現柔和的S形曲線（參考第7頁圖解）。S形曲線也有彈簧效果，可以吸收步行時地面造成的衝擊。

具體來說，頸椎稍微向前凸（前彎）、胸椎後彎，腰椎和頸椎一樣前彎。脊椎若能在骨盆上維持適當的S形曲線，就是所謂的「良好姿勢」。

解說到這裡，想必各位知道不良姿勢是什麼了吧？答案就是骨盆歪斜，脊椎沒有呈現S形的姿勢。

具體而言，就是頸椎沒有前彎、胸椎大幅後彎、腰椎沒有前彎的姿勢。想像一下這些姿勢，腦中應該會浮現出「駝背」的姿態吧。

沒錯！「駝背」就是最糟糕的姿勢。

若有駝背狀況，就會對身體各部位造成負擔，不僅會提早老化，還會造成各種疾病。這部分的解說在第1章，不妨趕快翻開本書看看吧。

看完之後，就會知道駝背有多麼危險，而且讓人顯老。衷心希望各位能透過本書，早日解決駝背的煩惱。

北里大學研究所醫療系研究科骨科學教授　高平尚伸

目次

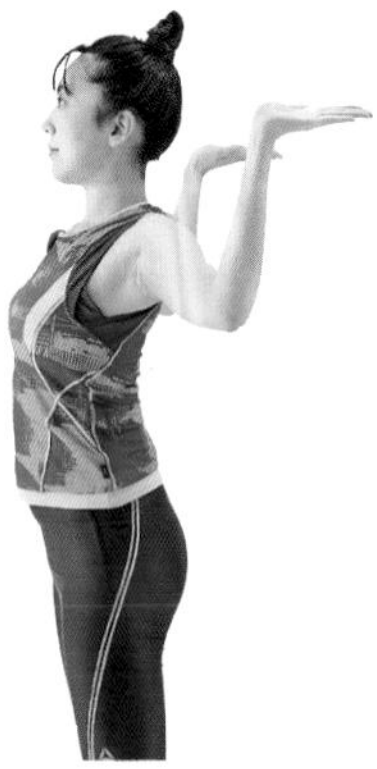

第7章 駝背的治療方法④ 矯正腰部駝背和脊椎側彎後，可改善8成以上的腰痛！東大醫院實行的「1分鐘腰部伸展操」

東京大學醫學部附屬醫院復健部物理治療師 山口正貴 等

第8章 駝背的治療方法⑤ 坐下時在臀部放毛巾捲，每30分鐘壓背；坐地板時避免盤腿或屈膝抱胸，保持跪坐等「24小時預防駝背妙招」

武藏野紅十字醫院骨科部長 原 慶宏 等

第9章 壓迫性骨折對策

身高變矮的人要特別注意！許多人因輕忽駝背導致「壓迫性骨折」，需徹底預防！強化脊椎術&最新療法

北里大學研究所醫療系研究科骨科學教授 高平尚伸 等

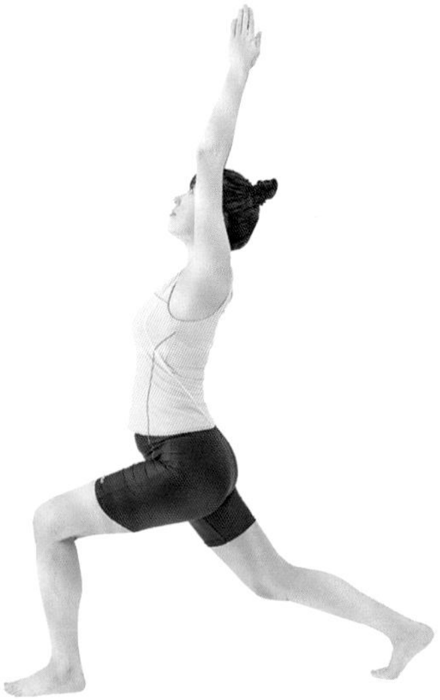

第1章

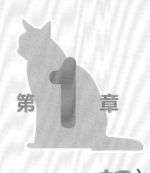

駝背是老化及萬病的根源

外表顯老！失智症・臥病在床的風險增加！肩頸・腰部劇痛及高血壓・頻尿・便祕都和駝背密切相關！

高平尚伸 ● 北里大學研究所醫療系研究科骨科學教授
原　慶宏 ● 武藏野紅十字醫院骨科部長
山口正貴 ● 東京大學醫學部附屬醫院復健部物理治療師

駝背會壓縮背部讓人看起來老10歲，還會因為自律神經失調導致原因不明的不適症狀，卻常被輕忽

各位為什麼會想要讓自己的姿勢變得更好看呢？

「駝背看起來會讓自己老10歲。」

「看起來身高變矮、身形不修長。」

「因為身形不適合穿洋裝。」

多數人的想法如上所述，而且也有其道理。

某間經營美體沙龍的公司，針對600位20～59歲的女性進行女性姿勢相關調查。結果顯示，回答「駝背的女性看起來比實際年齡老」、「感覺好像比較老」的人數，竟高達91％以上。

此外，接續詢問外表看起來會比實際年齡老幾歲，最多人回答「4～6歲」，占了66・7％，回答「1～3歲」的人數次多。

究竟為什麼駝背會使外觀顯老呢？

首先應該是因為老年人大多給人彎著背的印象，因此大家的腦中會有駝背＝老年人的聯想吧。其實不只是印象，**在醫學方面也有身體線條崩壞的說法**。

身體駝背時，軀幹（頭頸、四肢以外的身軀）會比較虛弱，沒有力氣繃緊腹部。還有，許多人駝背時，在身體下方支撐著內臟的骨盆會往後傾，導致內臟下垂、腹部凸出。背部彎曲加上腹部凸出的外表，自然會讓人看起來老10歲。不過，希望大家不要誤會我的意思，其實駝背對於美體的負面影響並不是大問題。我想強調的是，**駝背是會對健康產生威脅的危險姿勢**。

舉例來說，在各位讀者之中，應該不少人都有疲勞、倦怠、失眠、身體無力、精神狀況不佳的困擾吧。其實，**像這樣「身體狀況莫名不好」的人，可能有自律神經失調的問題，而背後的原因有可能就是駝背**。自律神經是不受意志影響就能調節血管及內臟功能的神經，包括在活動時作用的交感神經及休息時作用的副交感神經。當兩者維持平衡時，我們才得以維持健康。

身體**駝背時，頸部肌肉會時常維持在緊繃的狀態，不僅會對連結大腦及軀幹的神經及血管造成負擔，也會對自律神經的作用帶來負面影響**。而且，自律神經會通過背脊中的脊髓，若因為駝背讓背部維持彎曲的狀態，也可能會有不好的影響。如此一來，全身的血液循環會逐漸惡化，並出現肌肉緊繃、疲勞、倦怠、失眠等「莫名身體不適」的症狀。這些不適症狀，有時在醫院會被視為「原因不明」的病症，事實上，有可能就是**駝背造成的自律神經失調**。

雖然目前還沒有明確的科學根據，但是我認為因為駝背造成自律神經失調，很可能**進而導致注意力下降**、**心情低落**。

現在請將本書放在桌上，試著挺直背部吧。是不是覺得比較有積極向上的心情了呢？姿勢也是會影響心情的，太多人都因為疏忽這點而小看駝背了。

（高平尚伸）

駝背與自律神經的關係

自律神經會通過脊椎，所以駝背造成脊椎持續彎曲時，有可能會使自律神經功能失常。因此，自律神經失調會出現容易疲勞、倦怠、失眠等不適症狀。

自律神經正常

血管及內臟功能正常，可以維持身體健康。

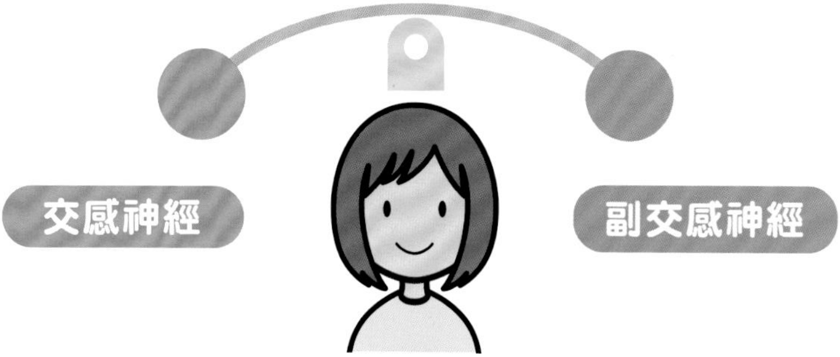

因為駝背造成自律神經失調的話……

交感神經及副交感神經失去平衡，身體及精神方面都會出現各種不適。

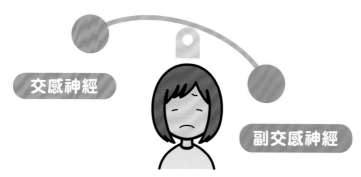

可能導致疲勞、倦怠、失眠，甚至高血壓及水腫等。

駝背最先出現的不適症狀包括肩頸・腰部的疼痛及僵硬感，可能發生頸椎病・閃到背・椎管狹窄症

接下來要針對駝背造成的身體不適症狀進行具體說明。

首先，**駝背最先造成的負面影響，是和脊椎息息相關的肩、頸、腰的疼痛**。**頸部直接承受了頭部的重量，而頭部對於一般體型的人而言約占整體重量的10％**。也就是說，體重60公斤的人，頭部約占6公斤。此時，若脊椎能藉由緩和的S型來吸收、分散重量，就沒什麼問題。但是，若經常使用手機、長期維持下巴凸出的姿勢（烏龜脖，詳見第40～43頁），就會對頸部造成更大的負擔。另外，**肩膀必須承受頭部和手臂的重量**。單側手臂的重量約占體重的8％，兩隻手臂約16％，再加上頭部的10％就有26％，也就是**體重的四分之一**。這些重量會**對肩膀**

的斜方肌及肩胛提肌等肌肉及脊椎造成很大的負擔。此外，駝背會使肩頸經常處於緊繃狀態，造成血液循環不良、肌肉僵硬、疼痛等狀況惡化。腰部負責支撐胸廓（以肋骨環繞心臟及肺部等器官的籠狀空間）及雙臂、頭部，因此腰椎也承受很大的負荷量。**長期駝背可能引起會造成頸椎變形、發炎的頸椎症，以及背部突然產生劇痛的閃到背症狀**。脊椎的骨骼有稱作椎孔的孔狀構造，由這個孔洞延續而成的空洞就稱作椎管。因駝背造成脊椎及椎間盤變形時，會使**椎管變狹窄，壓迫到其中的神經，引發椎管狹窄症**。

根據日本厚生勞動省進行的「二〇一九年國民生活基礎調查」中，日本無論男女都有許多人有腰痛及肩膀僵硬的困擾，駝背想必就是一大原因。

（原 慶宏・山口正貴）

支撐肩頸的主要肌肉

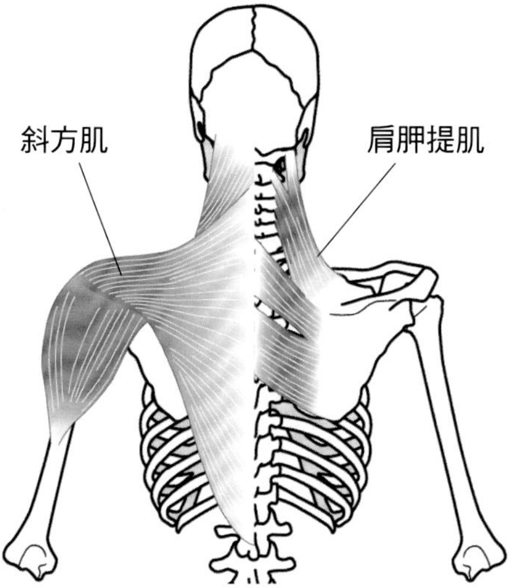

斜方肌和肩胛提肌支撐了四分之一的體重，這會造成背骨的負擔。

駝背會對髖關節及膝蓋造成負擔，可能產生疼痛感，也會增加2～4倍的失智症風險

一般人還能理解駝背會造成肩膀僵硬及腰痛，但應該不知道**駝背對於下半身的髖關節及膝蓋關節也會造成負面影響**。

接下來的說明可能會有點難懂。簡單來說，直立狀態時能穩定站立，是因為重心在雙腳腳尖及腳跟連結而成的面（支撐面）上的中心點。**駝背時，因為頭部位置前傾，重心也會較原本的位置更往前移**。如此一來，身體就會失去平衡，變得不穩定，**髖關節及膝蓋會需要彎曲，腰部也要稍微往後拉，重心才會回到原本的位置**。

這個狀態有個專門術語，稱作「代償」。透過代償，可以免除身體失去平衡而往前傾倒的危險，卻也同時**增加了髖關節及膝蓋的負擔，並產生疼痛感**。髖關節及膝蓋

駝背會造成髖關節痛及膝蓋痛

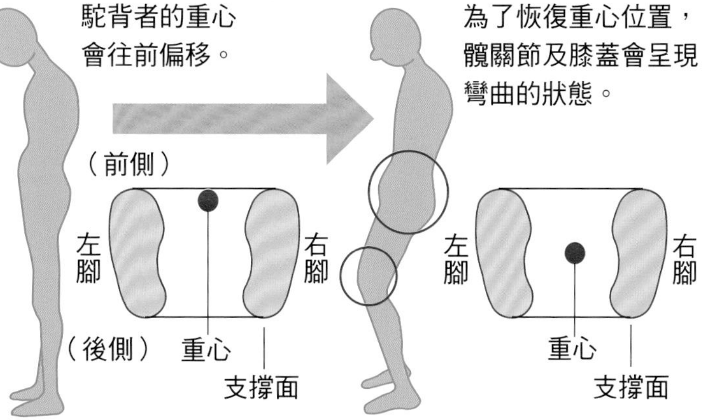

為了取得身體的平衡，而放任髖關節和膝蓋彎曲，就會增加關節的負擔，容易產生疼痛。

的疼痛會直接影響到步行的能力，若置之不理，就會造成各種負面影響。

髖關節痛及膝蓋痛會讓人變得**不想外出**，或因疼痛而無法走遠。**一旦活動量減少，肌肉就會衰退**。此外，外出機會減少，與人見面聊天等外在環境刺激也會跟著變少。國內外均有研究顯示，像這樣社會性低落的狀態會**增加失智症的發病風險**，有報告具體指出會**增加2～4倍的風險**。

大家應該都沒想過，輕忽駝背竟然會與失智症有關聯吧。因此，希望各位明白駝背不只會造成顯老。

（高平尚伸）

駝背的人容易因為跟蹌摔倒便臥床不起，調查結果也顯示駝背會有1.4倍的跌倒風險

一般來說，駝背時**骨盆會往後傾倒**。與骨盆相連的髖關節也會往後翻，讓骨盆中的髂腰肌呈現伸長的狀態。髂腰肌是連接腰椎、骨盆及大腿骨的肌肉，抬起大腿及膝蓋時會用到。肌肉若一直維持在拉長狀態，就會像橡皮筋一樣彈性疲乏，髂腰肌自然會隨之衰退。駝背的人因為**髂腰肌拉長、不容易施力，跟蹌時出腳的時機較慢，就容易跌倒**。還有，駝背的人脊椎柔軟性低，無法完全挺直背脊。有調查結果顯示，駝背者與沒有駝背者相比，**跌倒風險高達1.4倍**。

骨頭充滿空隙，患有骨質疏鬆症的人很容易骨折，需特別注意不要跌到。跌倒造成的骨折部位大多相同。若是往前跌倒用手撐地的話，就會是手腕骨折；往後跌倒

需要醫療照護的主要原因（%）

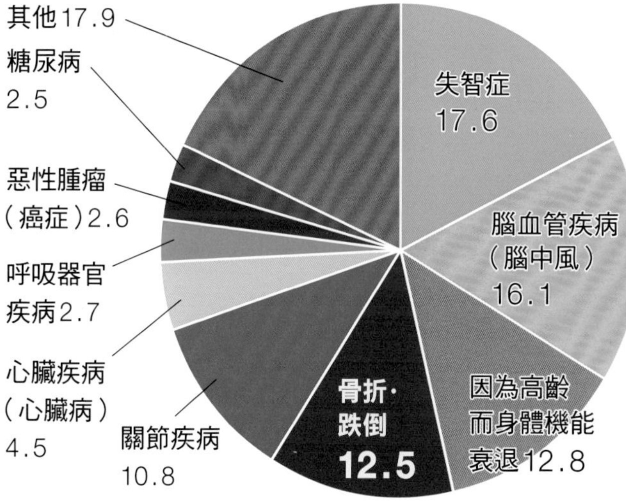

駝背的人要注意跌倒、骨折的狀況。

出處：依厚生勞動省的「2019年國民生活基礎調查」製圖

臀部著地的話，就會是大腿根部的骨頭（股骨頸）容易骨折。

手腕骨折的話，以石膏固定還能勉強維持日常生活。但是**股骨頸骨折的話，就必須動手術，對於恢復力衰退的老年人而言，很可能就這樣臥床不起**。根據日本厚生勞動省「二〇一九年國民生活基礎調查」，可知需要醫療照護的主要原因第1名為失智症，第2名是腦中風，第3名是因為高齡而身體機能衰退，第4名就是「骨折和摔倒」。而造成生活無法自理的骨折部位，大多是股骨頸。

因此千萬不要覺得駝背只是小事，這是必須正視的問題。

（原　慶宏・山口正貴）

駝背的人會因為呼吸短淺而缺氧，極有可能造成高血壓・水腫・疲勞・倦怠・無力・失眠

我們能大口吸氣是因為肋骨活動，伴隨著肋間肌的伸展。但是，**駝背的話肋骨就沒辦法充分活動，進而造成呼吸短淺、肺活量下降的情況**。而且，肌肉本身也會產生壓力，緊張或不安時，呼吸就會變得更淺。

這樣一來，交感神經（促進身心活動作用的自律神經）就會變得活躍，增加呼吸次數，藉以舒緩缺氧的問題。交感神經具有讓血管收縮的作用，會**提升高血壓的風險**。而且，血管收縮會使血液循環狀況惡化，走路、活動時**容易造成水腫、疲勞、倦怠**。當交感神經持續在優位狀態時，**自律神經就會失去平衡，導致無力及失眠等狀況**。因此，放任駝背的問題不管，是很危險的。

（高平尚伸）

駝背會壓迫到腸胃及膀胱，造成逆流性食道炎而導致火燒心・吞酸，便祕・頻尿的風險也會急速上升

駝背也會**對內臟帶來不好的影響**。駝背時彎曲的背部會讓收納內臟的腹腔變得狹窄，壓迫到臟器。例如：鳩尾穴附近的胃部被壓迫，會**造成胃酸及胃部內容物逆流至食道的逆流性食道炎**。

逆流性食道炎的代表性症狀為**火燒心及吞酸**。火燒心的感受因人而異，其中最多的是覺得「胸悶喘不過氣」、「噁心想吐」；吞酸指的是胃酸上逆至胸口、喉嚨、甚至口腔中的症狀。

關於駝背與逆流性食道炎之間的關係，有份有趣的報告：以直立姿勢朝上作業的採梨農家，和屈身朝下作業的草莓農家相比，草莓農家發生逆流性食道炎的比例較

高。屈身姿勢一定會彎曲背部，變成駝背的姿勢。由上述報告就能發現，駝背容易造成逆流性食道炎。另外，也有報告指出，駝背的人**容易有食道裂孔疝氣的問題**。食道是穿過橫膈膜中的食道在胸廓下方，有個張開成圓拱狀的膜狀肌肉稱作橫膈膜。食道是穿過橫膈膜中的食道裂孔與胃部相連的。原本應該在食道裂孔之下的胃部，穿過食道裂孔向上移動，就稱作食道裂孔疝氣，這也是造成逆流性食道炎的一大原因。

此外，駝背的人因為骨盆後傾，內臟容易下垂，進而**擠壓到膀胱**。導致膀胱尚未集滿足夠的尿液，就要**跑好幾次廁所的頻尿狀況**。

同樣的，當腸胃受到壓迫時，也會對消化吸收帶來負面影響，使腸子的蠕動運動功能低落，糞便留在腸道內的時間變長，就會**提升便祕的風險**。

（原　慶宏・山口正貴）

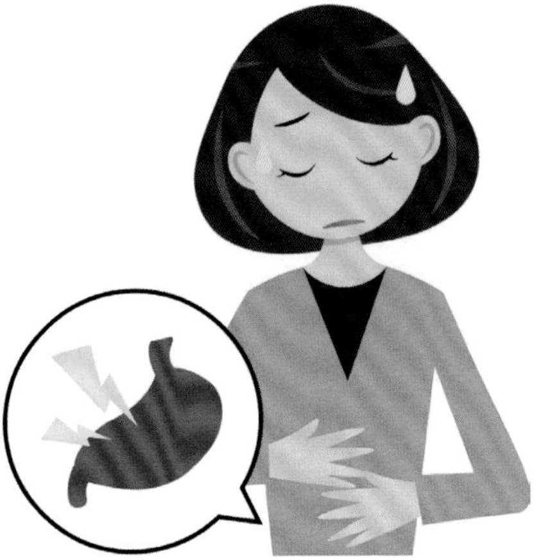

駝背的人容易患有逆流性食道炎。

第2章

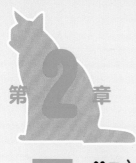

駝背的類型

駝背有頸部駝背・背部駝背・腰部駝背

3個類型，重症程度・衍生疾病・治療方式都不同！

附類型檢測

原 慶宏 ● 武藏野紅十字醫院骨科部長
山口正貴 ● 東京大學醫學部附屬醫院復健部物理治療師

駝背依頸部・背部・腰部等彎曲部位可分為3大類。瞭解駝背類型是早期改善的捷徑！

相對於少見駝背情形的歐美人，我認為**日本人的身體構造較容易形成駝背**。因此，必須特別注意姿勢。看到這裡的讀者們，應該已經理解駝背會帶來各式各樣的疾病和不適症狀了吧。接下來要向各位解說，第1章敘述的症狀「分別在哪種駝背類型時容易出現」。

應該很多人會有「咦？駝背還有分類型？」這樣的疑問。

沒錯！**駝背可以分成3大類**。

第1種是**頸部到背部稍微彎曲的「頸部駝背」**。相信各位讀者之中，應該不少人都有聽過**「頸椎僵直」**這個詞吧。長時間下巴凸出盯著手機畫面，或是持續以筆記型電腦進行作業，身體經常維持俯瞰姿勢，會讓原本稍微帶點前彎的頸椎變成筆直的樣子。這種**頸椎僵直的狀況也是駝背的一種**。

第2種是**背部中央彎曲隆起，腰部往前凸出的「背部駝背」**。腰部凸出的動作在英文稱作「Swayback」，就是「搖擺背」的意思。乍看之下，也有人是**看不出來有駝背的「隱性駝背」**。

第3種是**「腰部駝背」**。**前屈的姿勢會讓腰部失去原本應有的前彎弧度**，這個狀態稱作「平背姿勢」。

在這3種類型的駝背之中，**中高齡族群較容易有背部駝背及腰部駝背的問題，年輕人則是頸部駝背居多**。其實，這**3種駝背也是有相互關係的**。

舉例來說，腰部失去前彎弧度的人，原本應有的腰部前彎會由上背的脊椎代償，最後演變為背部駝背及頸部駝背；從頸部駝背開始的人也一樣，若置之不理的話，就會發展成背部駝背及腰部駝背。為了預防駝背重症化，**及早認識駝背類型，才能找到對應的處理方式**。

先來確認是否有駝背狀況！身體站直、手垂放兩側時，食指比大拇指更往前凸出，就代表有駝背

接著，我們要來介紹駝背的檢測方式。

首先，可以先大致確認自己有沒有駝背。作法非常簡單。站立在鏡子前面，雙臂放鬆垂放兩側，此時只要**確認一下手掌的方向**就可以了。

手掌正好垂放在大腿旁，大拇指朝向身體正面的話，就是背部有伸直的良好姿勢。手掌稍微朝前擺放的人，姿勢更好。

手臂沒有在身體的正側方，而是**稍微靠前側，手掌稍微朝後，食指比大拇指更往前凸出的人，就代表有「駝背」**。因為駝背會造成胸椎彎曲，背部的肩胛骨會向外

頸椎第７節的位置

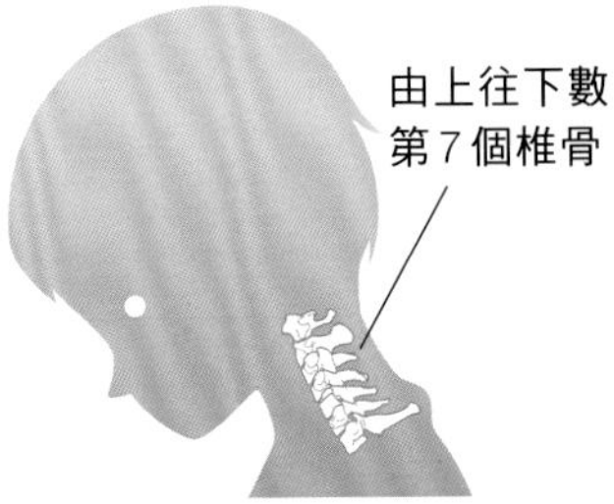

頸部往前彎時，骨頭最凸出的地方。

雙臂下垂進行檢測！

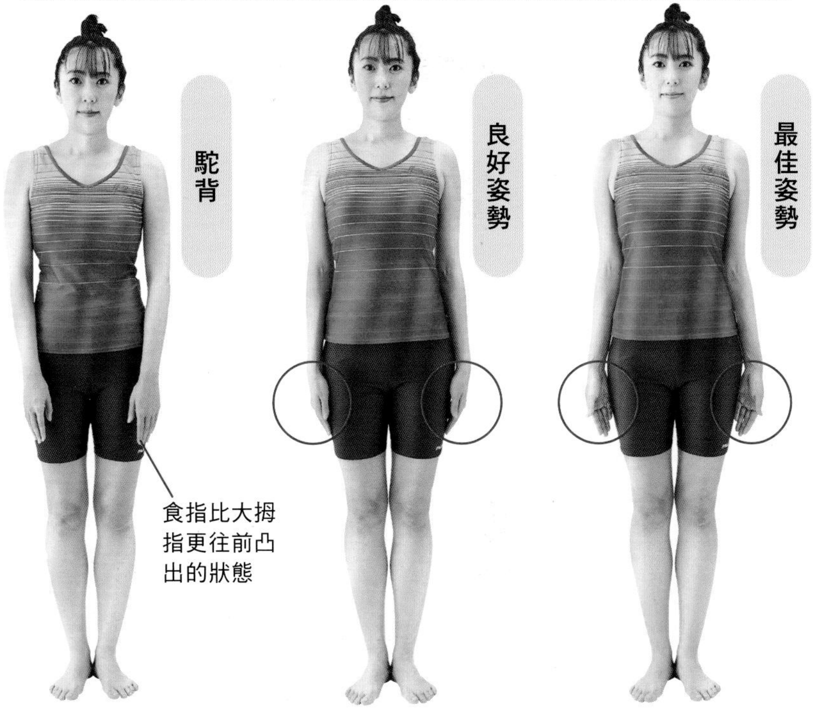

手臂稍微往身體前側擺放，手掌稍微朝後，食指比大拇指更加往前凸出。

手掌垂落在大腿正旁邊，大拇指朝向身體前方。

手掌稍微朝前。

側張開，形成圓肩，進而呈現出手掌朝後、食指在前的狀態。

這個檢測方式是骨科知名的方法，同時也能解釋頸椎第7節與食指之間的關係。

以人體構造來說，**食指會在頸椎第7節的正下方**。駝背的人因為頸部往前偏移，所以頸椎第7節也會往前，食指也會跟著往前凸出。

藉由檢測發現自己有駝背的人，請繼續往下翻，查看自己是什麼類型的駝背。

駝背的類型檢測！背部靠牆站直，從腳跟・臀部・肩胛骨・後腦勺的貼合方式就能判斷類型

接下來，要來檢測駝背的類型。請各位先靠牆站直。此時，你的髖關節和膝蓋應該會呈彎曲，請將其伸直。接著，**將腳跟、臀部、肩胛骨和後腦勺這四個部位靠牆，不要費力。腰部與牆壁之間如果有可以放入一個手掌的空間，就是「良好的姿勢」**。不過，在上一頁檢查出有駝背的人應該就不是這樣的情況了。

事不宜遲，趕快透過貼牆時與牆壁之間的空隙，來判別駝背的類型吧！

【駝背的類型判定法】

1 腳跟、臀部、肩胛骨可以輕鬆靠牆，但是後腦勺必須使力才能靠牆。腰部與牆壁之間只能放入 1 隻側擺的手掌。⬇**頸部駝背**

3種駝背的類型判定法

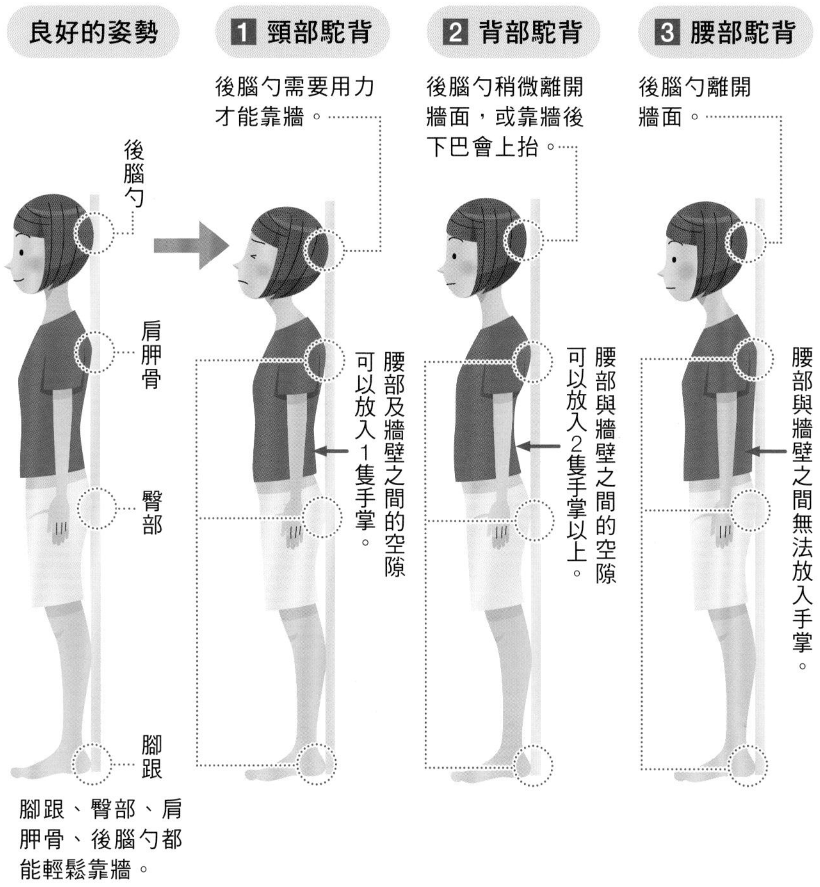
良好的姿勢
1 頸部駝背
2 背部駝背
3 腰部駝背
後腦勺需要用力才能靠牆。
後腦勺稍微離開牆面，或靠牆後下巴會上抬。
後腦勺離開牆面。
後腦勺
肩胛骨
臀部
腳跟
腰部及牆壁之間的空隙可以放入1隻手掌。
腰部與牆壁之間的空隙可以放入2隻手掌以上。
腰部與牆壁之間無法放入手掌。
腳跟、臀部、肩胛骨、後腦勺都能輕鬆靠牆。

2 肩胛骨、臀部、腳跟可以輕鬆靠牆，但是後腦勺使力還是會離牆有點距離，或是後腦勺可以靠到牆上，但是下巴會上揚。腰部與牆壁之間的空隙可以放入2隻手掌以上。➡**背部駝背**

3 肩胛骨、臀部、腳跟可以輕鬆靠牆，但是後腦勺無論如何都靠不到牆壁。背部與牆壁之間沒有空隙，無法放入手掌。➡**腰部駝背**

詳情請見後續。

後腦勺無法靠牆就是「頸部駝背」，可能頻繁發生頭痛・頸椎病及肩膀僵硬・手指疼痛等狀況

當背部靠牆站立時，腳跟、臀部、肩胛骨都有靠牆，但是後腦勺沒有靠牆，就代表是頸部駝背。頸部駝背的人，頸椎會失去原本應有的前彎弧度，變成直線狀。這樣一來，頭部的重量就會直接落在頸椎上，導致頸部及肩膀肌肉負荷量過大，進而產生**肩膀僵硬及頸部疼痛**、**頭痛**等症狀。通過頸椎的神經若受到壓迫，容易產生頸神經病變，也有人會有**手指疼痛或麻痺**的困擾。

頸部駝背的特徵

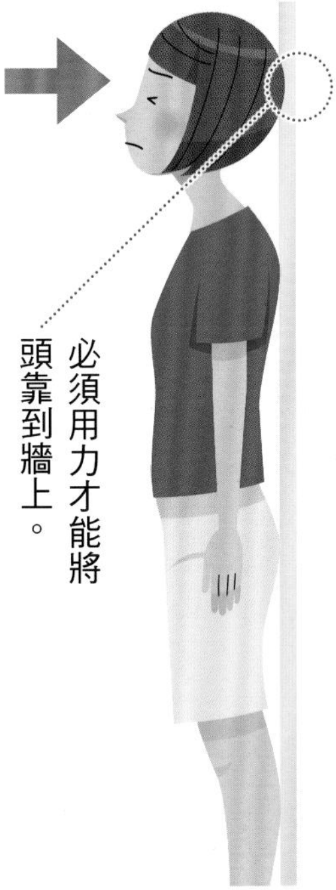
必須用力才能將頭靠到牆上。

牆壁與腰部之間的空隙大於手掌厚度，就是「背部駝背」，有閃到背・腰痛・壓迫性骨折的高度風險

靠牆站立時，牆壁及腰部間的空隙大於2個手掌，就是「背部駝背」。這類型的腰部或過度往前拱，拱起部分的肌肉過度緊繃，就容易造成**慢性腰痛**。另外，也會造成背部突然感到劇痛的**閃到背**，以及**脊椎變形造成的壓迫性骨折**。很多人會以為腰部前拱的挺腰動作是正確姿勢，其實並非如此。整體的平衡才是最重要的。

背部駝背的特徵

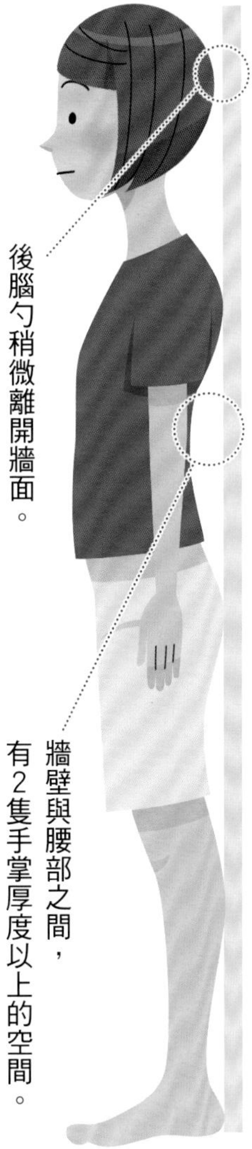
後腦勺稍微離開牆面。
牆壁與腰部之間，有2隻手掌厚度以上的空間。

後腦勺沒有貼牆、腰部和牆壁間沒有空隙，就是「腰部駝背」，因內臟受到壓迫，常會有火燒心及頻尿的問題！

後腦勺沒有靠牆，牆壁與腰部間也沒有空隙，就屬於「腰部駝背」。腰部駝背會使內臟下垂，容易壓迫消化器官及泌尿器官，引起**逆流性食道炎**和**便祕**等。此外，膀胱受到壓迫也會**提高頻尿的機率**。而且，因為腰部負擔增加，內有脊髓神經通過的脊椎管會變得狹窄，容易發生**造成下肢疼痛及麻痺感的椎管狹窄症**。

腰部駝背的特徵

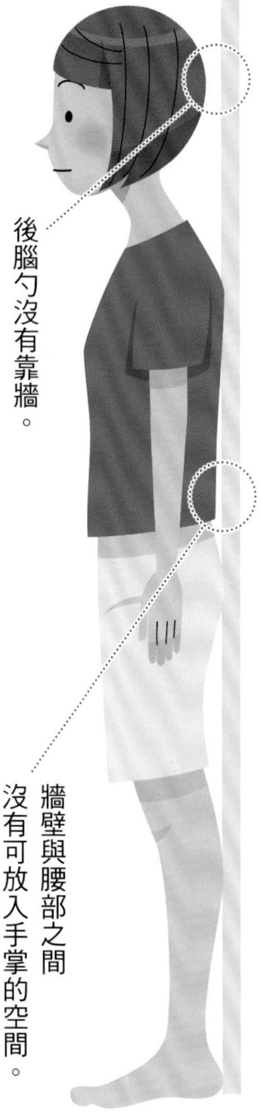
後腦勺沒有靠牆。
牆壁與腰部之間沒有可放入手掌的空間。

第3章

駝背的原因

常用手機・筆記型電腦，會造成烏龜脖・腹部肥胖・低頭走路等「日常生活中導致駝背的陷阱」

平泉 裕
●昭和大學醫學部骨科學客座教授

長時間用上身前傾的姿勢使用手機和電腦，造成下顎凸出的「烏龜脖」姿勢，是形成駝背的重要因素

最近在路上或電車內看周遭的人們時，我就不禁覺得難過。因為幾乎所有人都是**彎著背，頸部及下巴往前凸出的姿勢，盯著下方看**，視線集中在手機上。以骨科醫師的立場來看，這種姿勢就是刻意要讓自己「快點變成駝背」、「快點變老」、「快點生病」的愚蠢行為。

伸長脖子盯著手機看的姿勢，看起來就像烏龜從龜殼中伸出脖子的樣子，因此這個姿勢又稱為**「烏龜脖」**。近年來因為遠距工作普及，商務人士使用筆記型電腦的機會增加。**使用筆電時，聳肩盯著小小的畫面看，就很容易變成烏龜脖**。

處於烏龜脖姿勢時，人們會低頭，導致頸椎失去應有的前彎弧度，使胸椎呈現不

自然的彎曲狀（後彎）。若持續維持這個狀態，脊椎就會形成彎曲的「駝背」了。**烏龜脖可說是現今造成駝背的最大原因之一**。

而且，烏龜脖可怕的還不只這些。還有可能**提升罹患「頭部下垂症候群」的風險，這種疾病會讓頭部漸漸下垂，臉部無法抬起朝前**。有些人甚至無法看前方，連走路都有困難。在我任職的醫院，每年都會看到因為烏龜脖而演變為頭部下垂症候群的患者來進行手術，這幾年來有越來越多的趨勢。

以前，烏龜脖較常發生在女性身上，不過或許是因為新冠病毒疫情擴散，促進遠距工作普及的關係，**最近男性患者也有激增的趨勢**。

女性因為頸部的肌肉量少，若長期維持烏龜脖的姿勢，會使負責抬頭的肌肉機能衰退，需要花費很多時間來改善。

若是每天都採取錯誤的姿勢，骨骼和肌肉就會被固定在錯誤的姿勢，並導致機能衰退。有報告顯示，不同世代的人們，每天使用手機的平均頻率大約在1天2小時以上。因此，趕快改變手機的使用方式吧！

低頭走路・常坐沙發・習慣蹺腳・腹部肥胖等「意外造成駝背的原因」一覽

我在家中沒有設置沙發，原因有二。**第一是因為比起一般椅子，坐在沙發上較不會使用到肌肉，會導致肌肉退化**。其二是因為**會造成駝背**。我想像過自己坐在沙發上會做什麼事，大概就是看電視或讀書之類的。如此一來，就會變成視線往下看的烏龜脖姿勢，很可能演變成駝背。作為一名骨科醫師，我很清楚駝背的可怕性，所以刻意不在家中放置沙發，希望生活中能時時注意自己的姿勢。

當然，各位還是可以在家放置沙發，只是要注意坐的時候不要變成烏龜脖，**養成預防駝背的生活習慣**。除了坐沙發之外，平常一些不經意的動作也都隱藏了導致駝背的因素，請各位再回想看看自己有沒有哪些不正確的姿勢。

導致駝背的NG動作

NG

用烏龜脖的姿勢使用手機和電腦

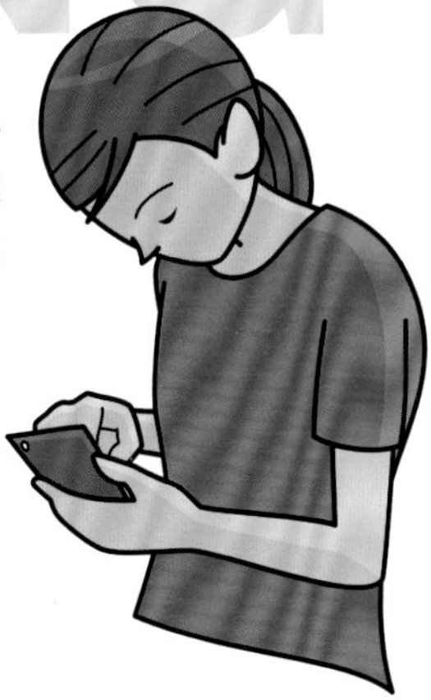

長時間低頭盯著手機畫面，就會變成脖子和下巴凸出的「烏龜脖」。

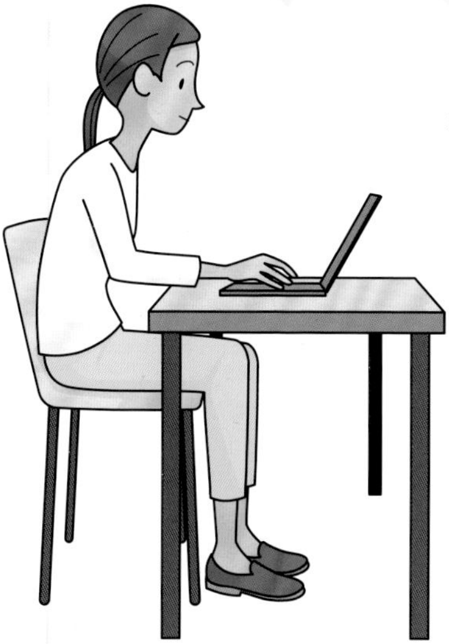

筆記型電腦螢幕畫面較低，脖子會往前傾。

直接坐在地板上

背部會容易彎曲。

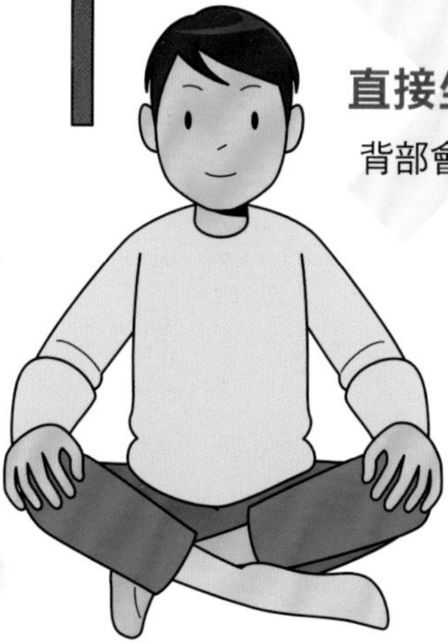

伸腿坐

（雙腳伸直平放在地上，上身直立）

鴨子坐

（跪坐，但是將小腿往外張開露出腳踝）

抱膝坐

側坐

盤腿坐

● 可同時參照第116～118頁的預防駝背妙招

造成駝背的NG動作

G

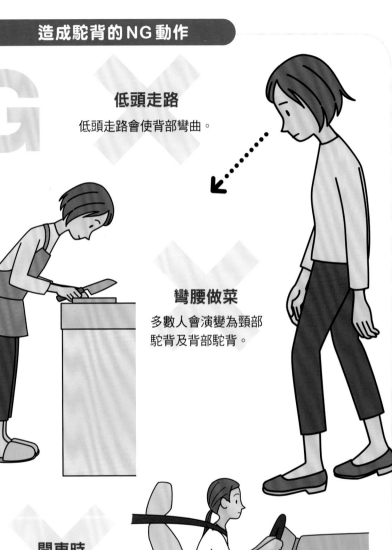

低頭走路

低頭走路會使背部彎曲。

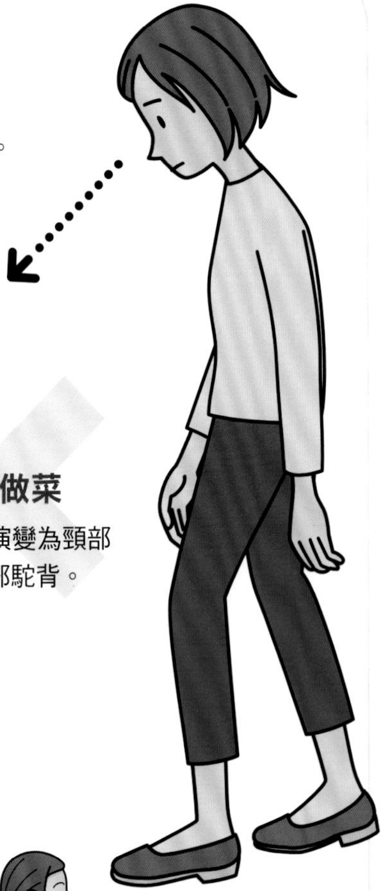

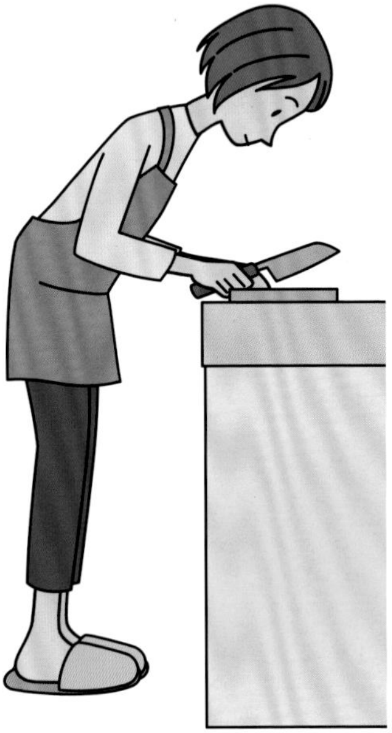

彎腰做菜

多數人會演變為頸部駝背及背部駝背。

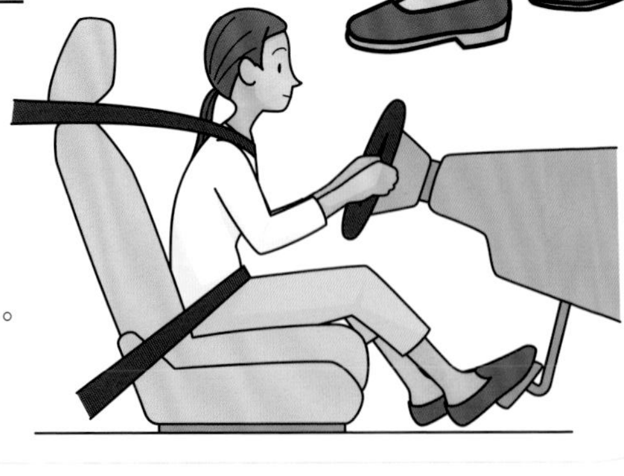

開車時遠離椅背

整個身體前傾會導致駝背。

這些都不能做！

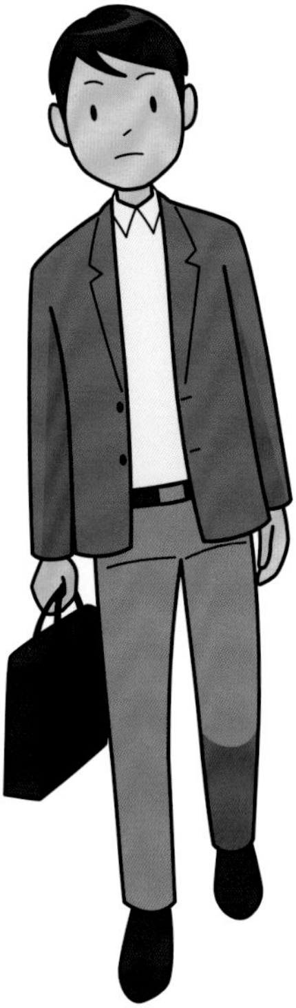

一直用同一邊拿（揹）包包

總是用同一邊拿手提包或單肩揹包，會造成脊椎側彎或駝背。

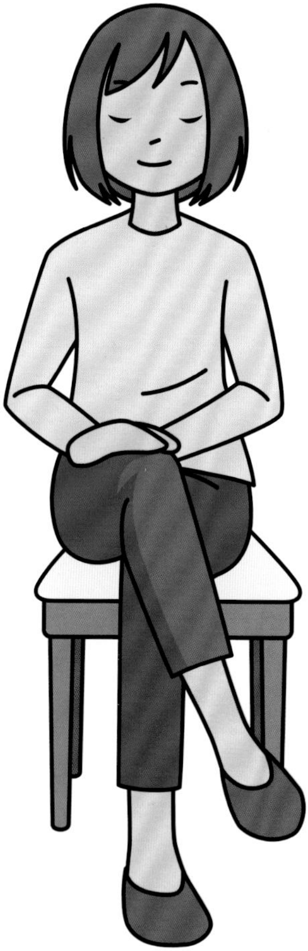

蹺腳坐

放在膝上那側的骨盆會翻轉，骨盆上方的脊椎也會隨之歪曲。

腹部變胖也有風險！

腹部凸出時，為了支撐腹部的重量，腰部會往前挺出，導致背部駝背。

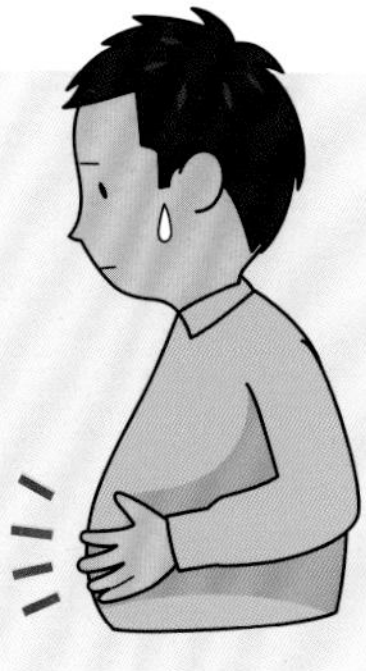

病例報告

因為遠距工作形成烏龜脖，進而造成駝背，脖子痛到恨不得切掉，後來因為矯正姿勢而獲得改善

許多患者都是從烏龜脖演變成駝背，而且都有肩頸疼痛的問題，山本公一先生（化名・55歲）也是其中之一。當時山本先生一進到診間，就突然對我說：「好想把頭切掉！」嚇了我一跳。細問後才知道，**山本先生因為新冠疫情而持續了半年以上的遠距工作，整天都在使用筆電，後來頸部劇痛到都沒辦法睡覺**。

山本先生的問題就是典型的烏龜脖演變為背部駝背。因此，我將預防烏龜脖的姿勢及我發明的駝背改善法傳授給他，**利用按壓肚臍、伸直背部的方式來矯正姿勢**。把肚臍想成是矯正姿勢的開關。山本先生照著做1週後，回診時駝背的狀況就已經改善不少，劇痛也得到緩解，可以笑著談話了。

第4章

駝背的治療方法①

無論哪種駝背類型，都要先改善固定脊椎的「4大筋膜線」沾黏情況，透過「筋膜線伸展」輕鬆矯正姿勢

高平尚伸●北里大學研究所醫療系研究科骨科學教授

駝背的人是因為連動全身肌肉動作的「4大筋膜線」沾黏，導致駝背姿勢被長期固定

各位知道「肌筋膜」這個詞嗎？

應該有滿多人不知道細節，但是至少有聽過吧。**肌筋膜就像字面上的意思，是將肌肉包覆起來的薄膜**。筋膜是**人體內包覆內臟及肌肉的立體網狀結締組織**，分布於皮膚底下，將其比喻為包覆全身的緊身衣，可能會比較好想像。

有手術經驗的醫師都會知道，動手術時，手術刀切開皮膚後，最先看到的就是筋膜。筋膜會像棉花糖一樣包裹在臟器及肌肉外面，當體內的深層部位需要治療時，筋膜就是會把醫生們逼哭的存在。

順帶一提，最近的研究發現，筋膜對於維持健康來說是很重要的關鍵，並因此受

到了矚目。

包含肌筋膜在內的筋膜，是由膠原纖維、彈性纖維等蛋白質及稱作基質的部分組成的。基質是含有適度水分的果凍狀組織，柔軟又具有彈性，同時具有優異的**「滑動性」**。肌肉能順暢地活動，就是多虧了肌筋膜基質的滑動性。此外，會感覺疼痛和僵硬，是因為有肌筋膜的感覺受器作為媒介。

人體內有非常多肌筋膜。舉例來說，體內有許多肌肉，肌肉數量有多少、就有多少肌筋膜。如果肌肉沒有被肌筋膜包覆，就會和相鄰的肌肉沾黏，進而變形，或是無法動彈。

包含肌筋膜在內的筋膜還有一大特徵，就是會**彼此相連在一起，形成一個網絡**。這個網絡又稱作「線」，透過連動的運作方式，讓訊息及力量能更有效地傳達。此外，每條線都和姿勢的維持及身體的轉動方式相關，各有其功能。

筋膜線主要有**包覆身體內側的「背線」、包覆身體表面的「前線」、包覆身體側面的「側線」，以及將身體捲起的「螺旋線」等4個種類**。

筋膜會**因為運動不足、老化等原因，造成水分不足，柔軟度、彈力及滑動性降低**。若長期維持在這樣的狀態，相鄰的筋膜就會黏在一起。因為筋膜是相連的，**若4條筋膜線固化（因緊繃而變硬），全身的活動性就會變差**。

請看左圖的照片。這是頸部疼痛、僵硬的患者的患部超音波照片。白色重疊的部分就是筋膜。而且，看起來比較厚的白色部分已失去了彈性和滑動性，與周圍沾黏在一起（順帶一提，X光片照不到筋膜）。

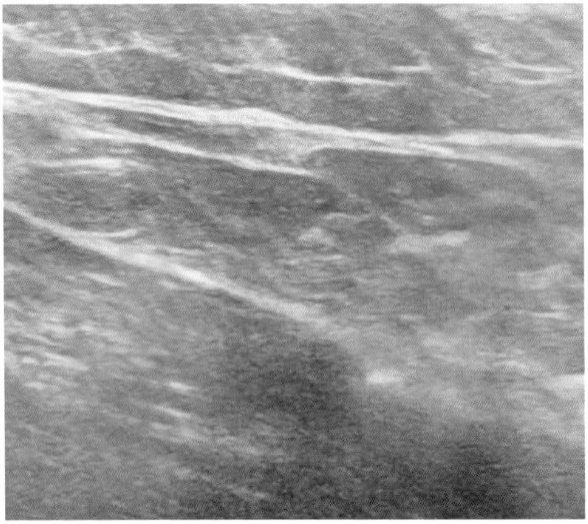

白色部分是包覆著內臟及肌肉的筋膜。

可以想見，**駝背的人的筋膜線也已經固化了**。無論是哪種駝背類型的人，都是長期維持著彎背姿勢。一直維持在這個姿勢，會使筋膜線固化，使駝背定型。即使試圖矯正，也很難調整回來。

無論是要解決哪種類型的駝背，都必須先放鬆筋膜線。

筋膜的構造

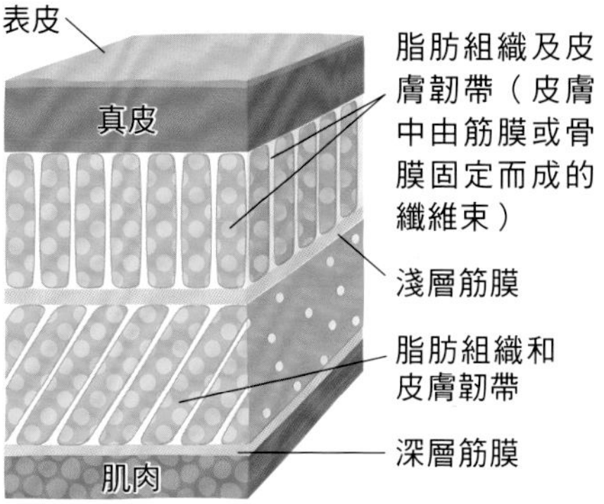

在淺層形成的筋膜稱作淺層筋膜，
在深層形成的則稱作深層筋膜。

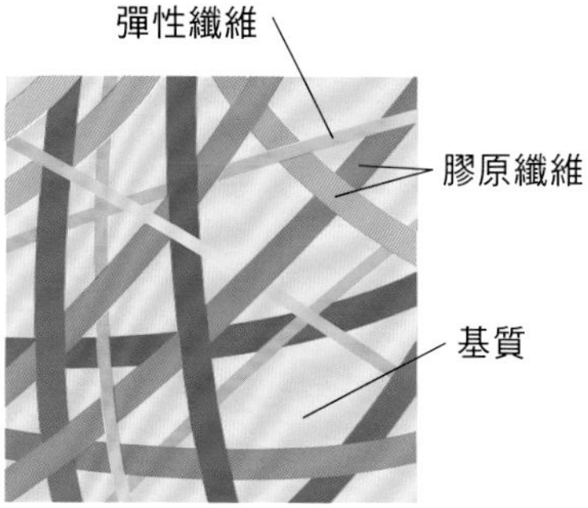

筋膜是由彈性纖維、膠原纖維
及帶有彈性的基質構成。

4種筋膜線

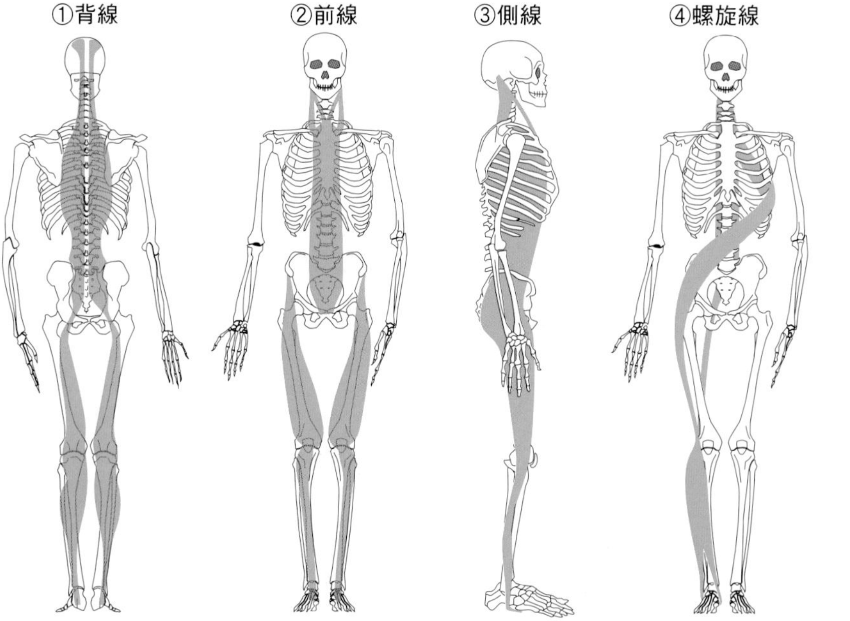

筋膜主要可分成4條線，與姿勢的維持和身體的旋轉相關，各有各的功能性。

想要矯正已固定的駝背姿勢，最重要的就是舒緩4大筋膜線，透過「筋膜線伸展」讓脊椎恢復原有的樣子

駝背者的筋膜會因為僵硬而固化（緊繃而變硬），尤其是上半身會無法自由活動。筋膜會根據駝背的狀態，固化成某些特定姿勢。因此，無論是要矯正哪個類型的駝背，都**必須先讓筋膜恢復原本的彈性和滑動性**。如同前頁所述，可以透過伸展筋膜線達到放鬆效果。不過在此之前，有個必須說明的重點。

那就是，**4條筋膜線都要放鬆**。所有筋膜都是相連的，若只有伸展其中一條筋膜線，其他筋膜線還是會維持在固化狀態，就無法達到矯正駝背的效果。而且，駝背的人應該不會只有1條固化的筋膜線。

將「背線」、「前線」、「側線」、「螺旋線」4條筋膜線**個別仔細地伸展開來**、**使其**

放鬆，是非常重要的。

還沒習慣的時候，可能會無法順利地伸展筋膜線，但是只要持之以恆，相信就能抓到訣竅，最後一定能順利伸展開來。隨著筋膜線的伸展，也能感覺到身體變得更加柔軟。

接下來將針對各個筋膜線的伸展方式進行解說，各位也快來試試看吧！不過，千萬不要勉強。強迫自己伸展筋膜線，容易產生疼痛感。如果實行的過程中感覺到疼痛，請立即停止。

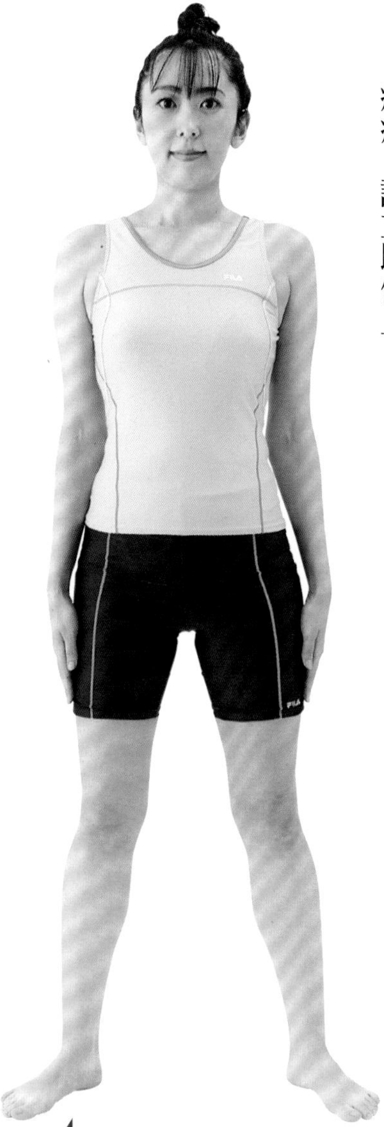

下頁開始是
筋膜線的伸展方式

4大筋膜線的第1條是額頭到頭頂・背部，一直連結至腳底的「背線」，可以透過「背部伸展」來舒緩

背線如同字面上的意思，就是背部的筋膜線。駝背者的背線一定是固化的。因此，要先做舒緩背線的「背部伸展」動作。背線是從位於前額眉毛上方的額肌開始，連接頭頂及背部，一直到腳底肌肉的足底肌腱。其功能是由背後支撐身體。

駝背的人**背線後腦勺底下的頭後直肌與頭斜肌，及包覆這些肌肉的筋膜，經常都維持在緊繃狀態**。持續緊繃會造成肩頸、背部僵硬。此外，背線整體的固化也是造成腰痛的原因之一。**背線可以透過2種背部伸展動作獲得舒展，有效改善肩頸僵硬的問題**。

背線和前線是相互協調運作的，因此要繼續伸展前線。

背部伸展 1全身

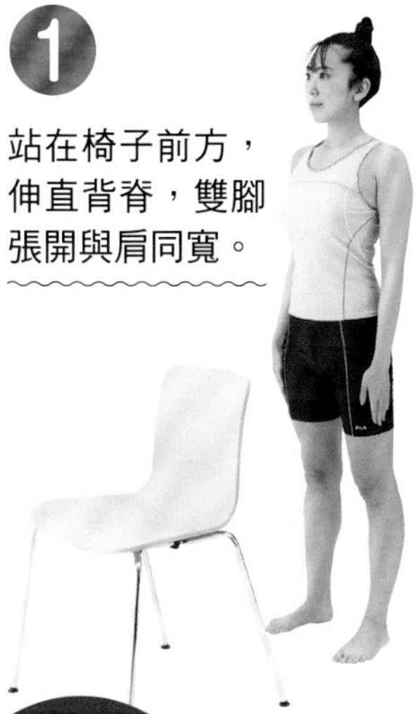

1

站在椅子前方，伸直背脊，雙腳張開與肩同寬。

注意頭的位置要比雙臂還低

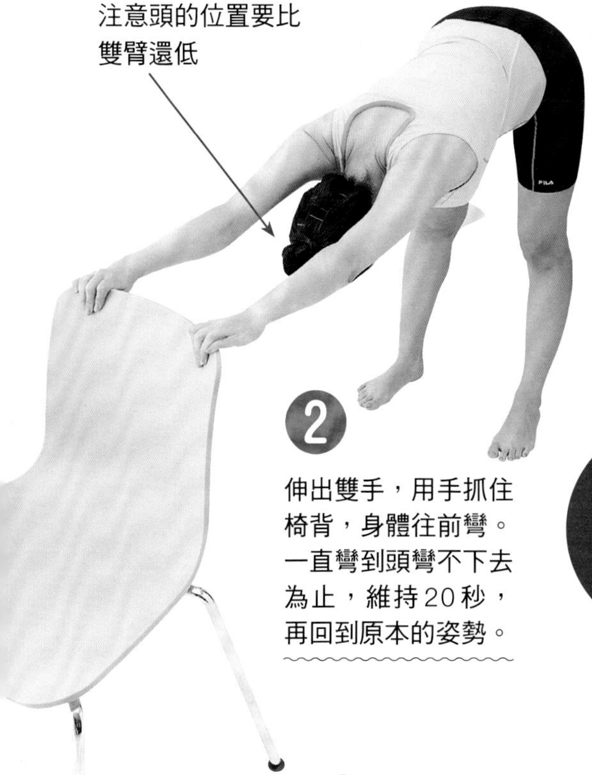

2

伸出雙手，用手抓住椅背，身體往前彎。一直彎到頭彎不下去為止，維持20秒，再回到原本的姿勢。

反覆做3次為1組，約1分鐘

早・中・晚各做1次即可

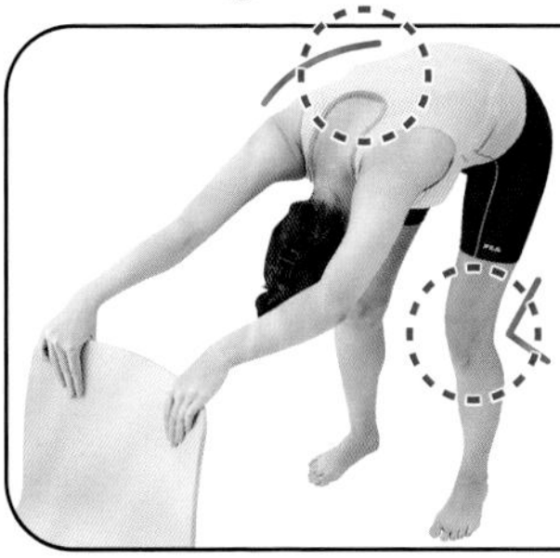

NG

重點 **背部不要彎出圓弧狀，膝蓋不要彎曲。**

> **注意** 做體操時，注意不要勉強，在能力範圍內進行即可。過程中若感到疼痛，就先暫停吧。

背部伸展 ❷上半身

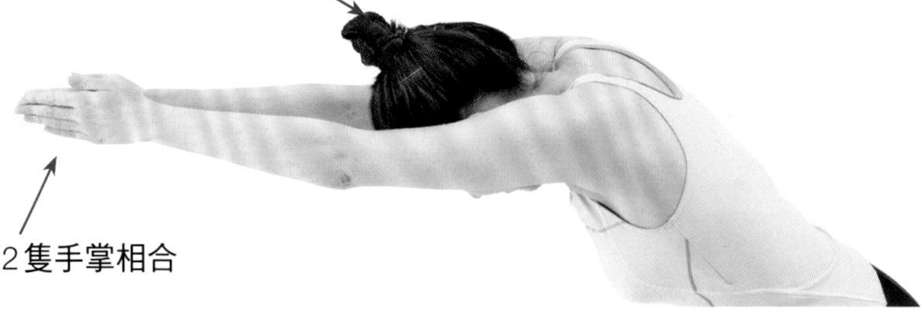

❶ 坐在椅子上，雙手合十後往前伸，以5秒的時間慢慢將上半身向前傾。當頭彎至雙臂之間時，維持20秒，再到原本的姿勢。

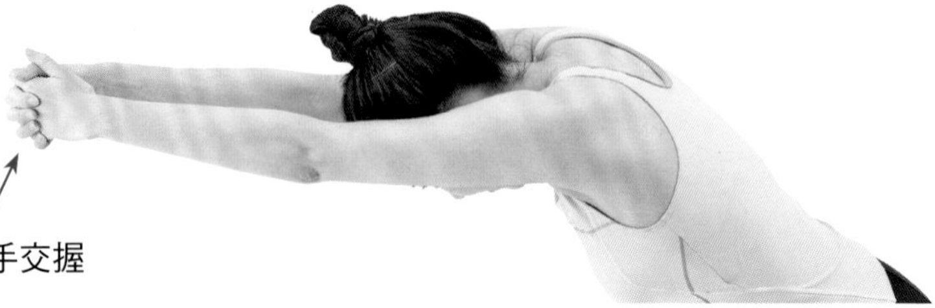

❷ 這次將雙手交握，和步驟❶一樣慢慢將上半身往前傾倒。當頭彎至雙臂之間時，維持20秒，再到原本的姿勢。

重點 **雙手合十還有雙手交握時，會伸展到不同的肌肉。進行時可以感覺一下不同的伸展部位。**

步驟❶～❷為1組，約1分鐘

建議1天做3組以上

第2條是從後腦勺繞到頸部，延伸至腹部・腳踝・腳趾的「前線」，「正面伸展」的舒緩效果很好

和通過背部的背線相對的是**連結身體前側筋膜的「前線」**。從頭骨乳突*處開始，通過頸部側邊到胸部，接著往下與腹部、大腿、腳踝、指尖相連。

駝背時，身體重心會比原本的位置更往前偏移，為了維持平衡，膝蓋會無意識地彎曲。這樣一來，前線的筋膜就會在這個狀態下固化，造成膝蓋、髖關節、腰部等處疼痛。還有，**前線是與走路、跑步、站立、坐姿等日常生活動作相關的股四頭肌（大腿）等肌群排列在一起的**。若這些肌群的肌肉量和肌力下降，就容易跌倒，有臥床不起的風險。**透過下頁介紹的「正面伸展」動作，可以放鬆前線，不僅能改善駝背，也能保持健康、延年益壽**。

* 耳後的大塊骨頭突起。

正面伸展 1正面

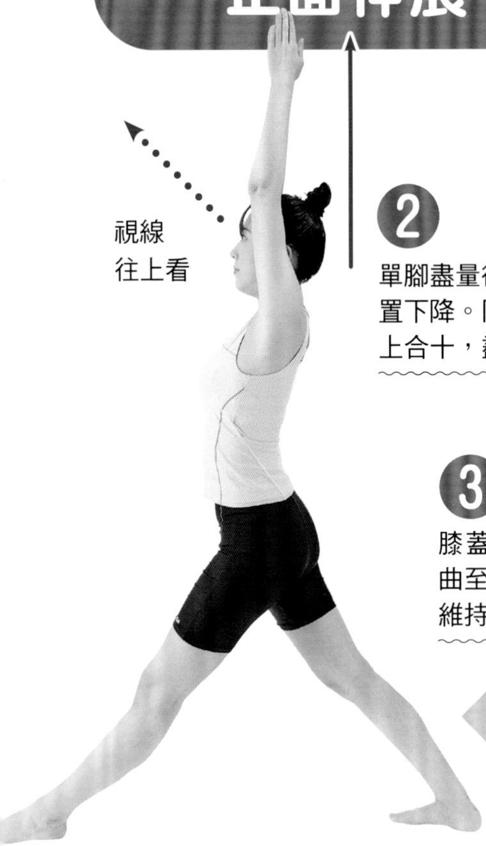

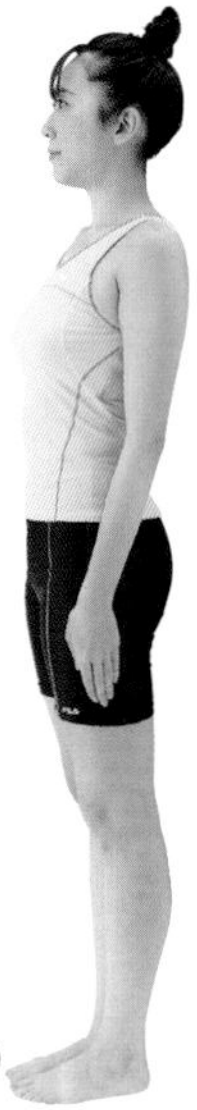

❶ 背部伸直站立。

❷ 單腳盡量往前跨出，讓腰部位置下降。同時間，雙手在頭頂上合十，盡可能地往上伸。

❸ 膝蓋和髖關節彎曲至90度左右，維持20秒。

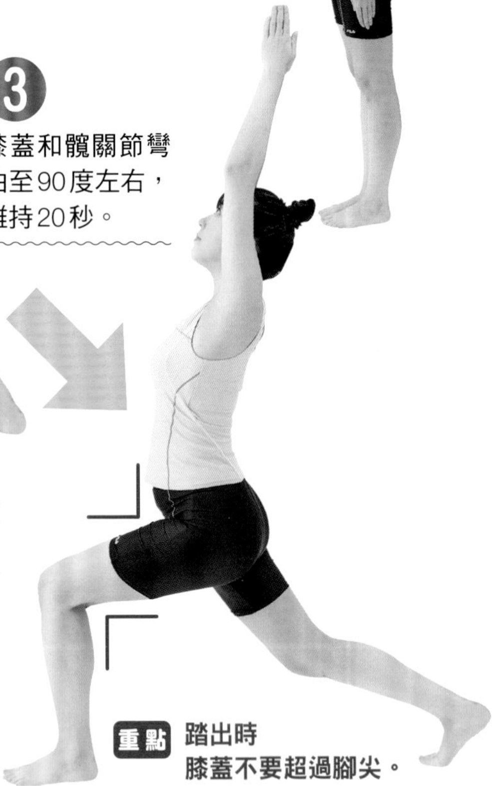

❹ 雙腳前後交換，再做一次步驟❷、❸的動作。

重點 踏出時膝蓋不要超過腳尖。

步驟❷～❹為1組，約1分鐘

建議1天做3組以上

注意
- 不容易維持平衡的人，請量力而為。
- 膝蓋會痛的話，彎曲的角度可以調小一點。

正面伸展 2上半身

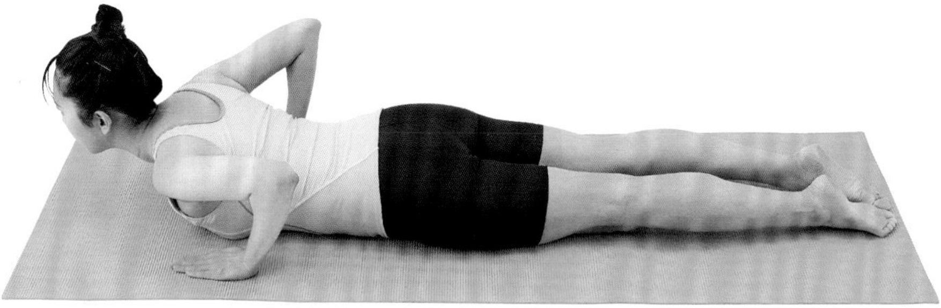

1 呈俯臥的姿勢，用手臂的力氣將上半身撐起。

步驟❶～❷
3次為1組，
約1分鐘

早・中・晚
各做1次
即可

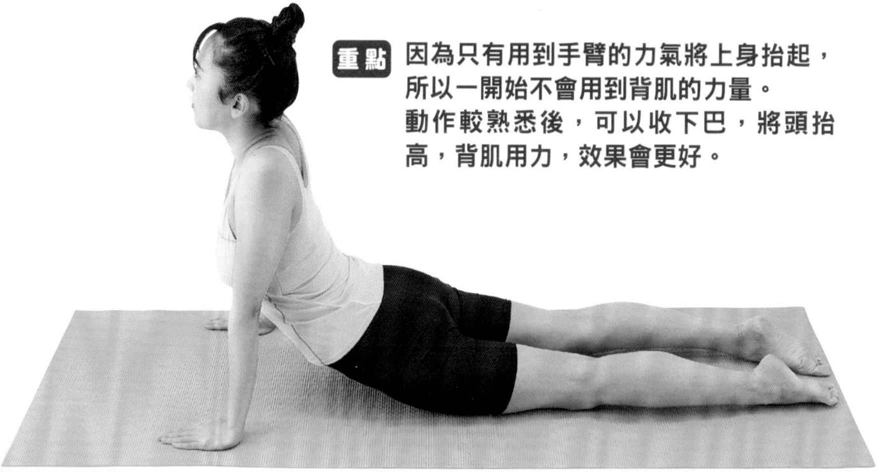

重點 因為只有用到手臂的力氣將上身抬起，所以一開始不會用到背肌的力量。
動作較熟悉後，可以收下巴，將頭抬高，背肌用力，效果會更好。

2 手臂伸直後，維持20秒，再回到原本的姿勢。

第3條是從耳朵後方延伸至身體側面，一直到腳底的「側線」，可以透過「側面伸展」達到放鬆效果

側線是通過身體側面，可以支撐身體、調整身體左右平衡的筋膜線。以後腦勺的乳突處為起點，稍微往下，連結前側與後側。前側是從胸部側邊到腹部側邊，連到骨盆；後側則是通過背部側邊，與骨盆相連。中間還會經過肋間肌，接著到臀部側邊及足部側邊，再到腳底。「烏龜脖」（參照第40頁）會**對側線的起點，也就是耳後的肌肉造成負擔**。而且，也會**造成肩頸僵硬**。

平常生活中，很少動作會活動到側線上的筋膜。因此，形成側線的筋膜很容易固化，可以常做「側面伸展」的動作來放鬆側線。

側面伸展

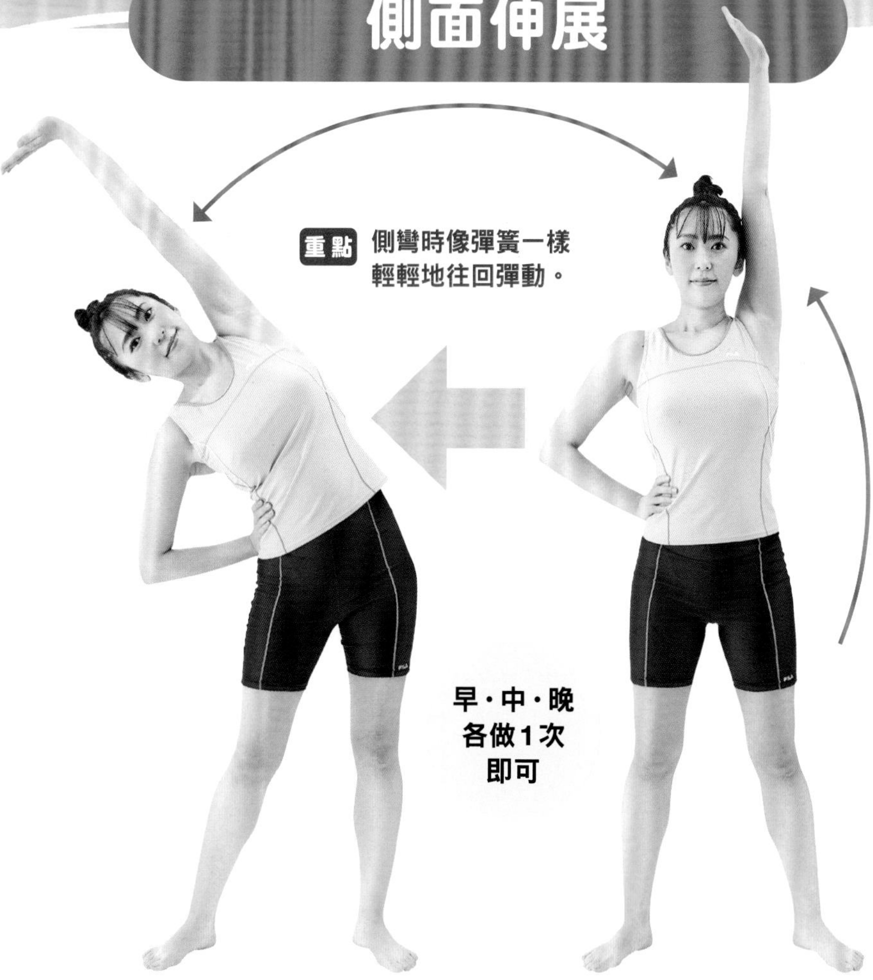

重點 側彎時像彈簧一樣輕輕地往回彈動。

早・中・晚各做1次即可

❶ 雙腳張開，與肩同寬。右手插腰，左手同時往上伸，手心向外。

❷ 上身稍微往側彎，彎下時輕輕地回彈，重複10次。

❸ 左右手交換，再做同樣的動作。

重點 訣竅是透過帶有韻律感的動作來放鬆筋膜。伸展側線，藉此調整身體的平衡。

步驟❶～❸為1組，約1分鐘

建議1天做3組以上

第4條是在軀幹深處交叉、以螺旋狀環繞全身的「螺旋線」，以「軀幹扭轉伸展」就能快速調整姿勢

「螺旋線」顧名思義，就是螺旋狀的意思，以螺旋的方式將全身捲起。和只有通過身體淺層的背線及前線不同，第60頁提到的側線及這裡所說的螺旋線，都位在體內深處。

螺旋線**和向後旋轉等迴旋運動有關**。如同第51頁的圖例所示，螺旋線同樣以後腦勺與頭骨乳突處為起點，往上背部延伸，通過身體前側，沿著側腹部往腹部斜切，繼續連到對側的骨盆、大腿側邊、腳踝，再到腳底。接著由腳底後側往上，通過骨盆，沿著脊椎的豎脊肌回到螺旋線的起點。

螺旋線連結了腳底與軀幹，與骨盆的傾斜密切相關。

軀幹扭轉伸展 1

駝背的人容易會有骨盆後傾的問題，並且造成螺旋線固化的現象，引起腰部及膝蓋的疼痛。

透過「軀幹扭轉伸展」動作，就能導正骨盆，有助於改善姿勢。

步驟❷～❸為1組，約1分鐘

1天約做5組左右，可分散在早・中・晚進行

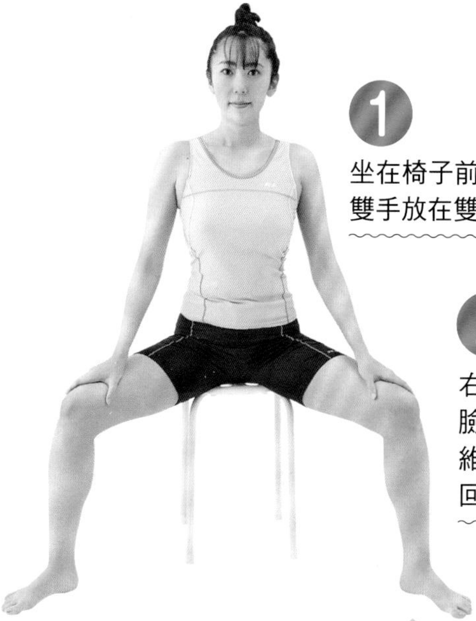

❶ 坐在椅子前，盡量張開雙腳，將雙手放在雙膝上，手心朝下。

❷ 右肩向外推出，臉部朝左側看。維持20秒後，回到步驟❶。

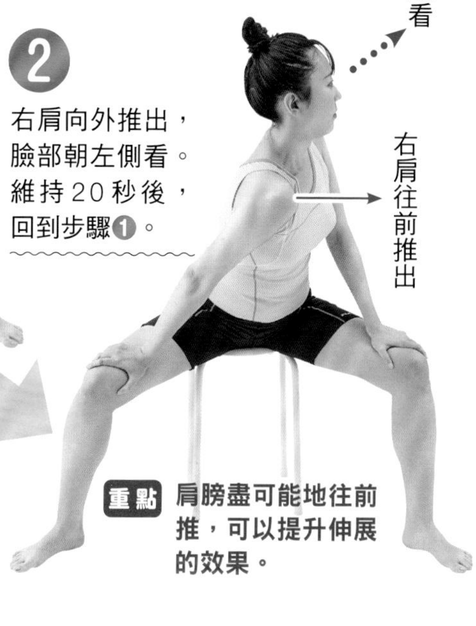

❸ 左右肩膀交替，左肩往前推出，臉朝右側看。維持20秒後，回到步驟❶。

重點 **肩膀盡可能地往前推，可以提升伸展的效果。**

軀幹扭轉伸展 2

1 坐在有椅背的椅子上，不要坐到底，右腿跨到左腿上，雙腿交疊。右手抓住椅背，一邊往後轉，一邊伸展背肌。維持15秒後再回到正面。

2 接著，往後轉時將背部朝下斜方彎曲，扭轉身體，維持15秒，再轉回正面。

右手抓椅背

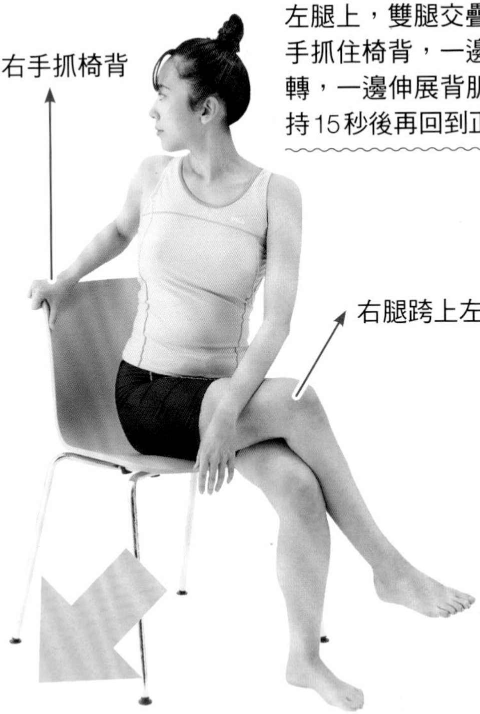

右腿跨上左腿

彎曲背部，扭轉身體

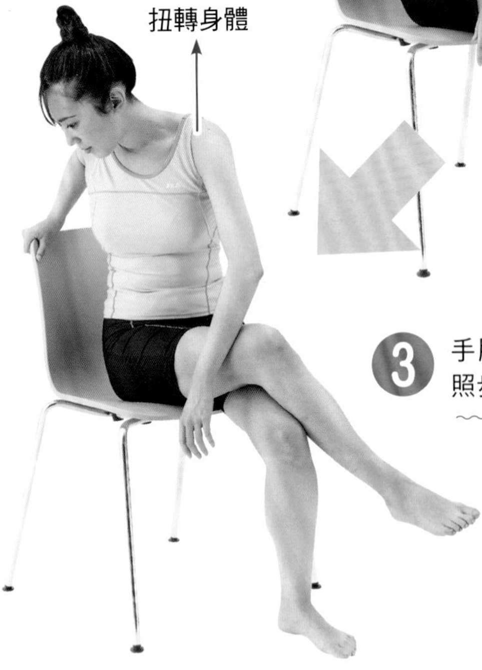

3 手腳方向交換，左側同樣照步驟❶和❷的方式進行。

步驟❶～❸為1組，約1分鐘

建議1天做4組以上

重點 **熟悉動作之後，更大幅度地扭轉身體，效果會更好。**

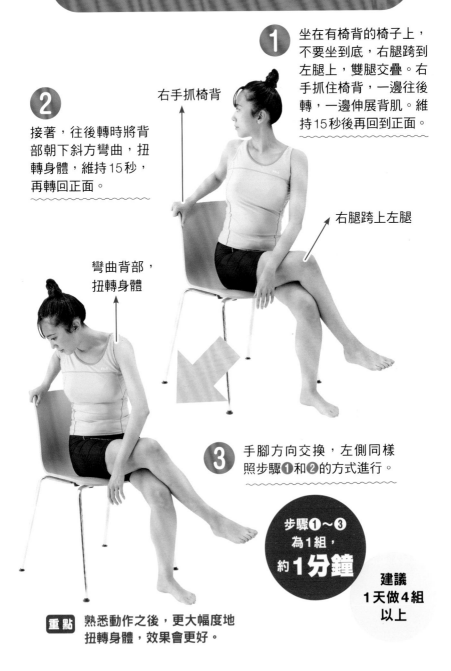

病例報告

因為持續性文書工作造成駝背・腰痛，做筋膜線伸展操之後，駝背和腰痛的問題都解決了

中學教師吉川誠一先生（化名・50歲）因為實踐「筋膜線伸展操」後確實感受到效果，所以寫了感謝信給我。

老師通常會給人一種站在學生面前的印象。不過，其實除了教課時間以外，大多都是坐在職員室內進行文書工作。吉川先生因此變得彎腰駝背，出現頸部及腰部疼痛的問題。他遇到這個問題後，偶然在網路文章上看到了伸展4條筋膜線的方法，並且抱著半信半疑的心態照著做。沒想到原本**固化的身體因此舒展開來，背部正中央彎曲的駝背狀況隨之改善，頸部及腰部疼痛也逐漸減輕**。而且，姿勢變好之後，也獲得了同事的稱讚，因而開心地來信分享。

病例報告

因為職業病造成駝背的鋼琴家，做了筋膜線伸展操後，肩・肘・腰的疼痛感就隨之消失了

鋼琴家長時間坐在椅子上，容易造成駝背的職業病。身為鋼琴家的吉澤美枝小姐（化名・48歲）在做了「筋膜線伸展操」之後，表示不僅解決了駝背問題，肩膀、手肘及腰部的疼痛也都獲得改善。

吉澤小姐從小勤奮練習而成為了心心念念的鋼琴家，但是時常因為肩膀、手肘、腰部疼痛，沒辦法隨心所欲地練琴。這應該是長年彎著背坐在琴鍵前造成的。

吉澤小姐透過熟人認識了4大筋膜線伸展操後，每天都很認真地實行。第1次實行就有放鬆身體的感覺，彈鋼琴時也變得更順暢。持續操作後，不但矯正了駝背，1個月後肩膀、手肘及腰部疼痛也獲得緩解，可以自在地彈琴了。

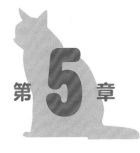

第5章

駝背的治療方法②

解決駝背！

讓北里大學教授的頸部駝背和劇痛在3週內消失的特效體操「仰頭1分鐘」

高平尚伸●北里大學研究所醫療系研究科骨科學教授

許多人因輕忽頸部駝背而引起頸椎症候群等、導致劇痛難耐，身為醫師的我也曾因頸部疼痛而離不開痠痛貼布

本篇將針對**頸椎的「頸部駝背」**進行解說。

原本從側面看過去，脊椎應該會呈現自然的S形曲線（參照第7頁圖示），支撐頭部的頸椎為了分散重量及衝擊，會有一個前彎（往後凹的狀態）。但是，**駝背的人在頸椎下半部會不自然地往前彎曲，失去原本的前彎弧度**。不少人會因此造成下巴凸出、頸椎變直，形成**「頸椎僵直」**等問題。如此一來，構成脊椎的椎骨也會變形，壓迫到通過椎骨中的神經，造成**頸部僵硬及頭痛等不適症狀，進而形成頸椎病、頸椎椎間盤突出的劇痛、手指麻痺等疾病的溫床**。

其實，我在大約10年前也曾罹患頸椎僵直，造成頸部劇烈疼痛，甚至沒辦法往上

何謂頸椎僵直

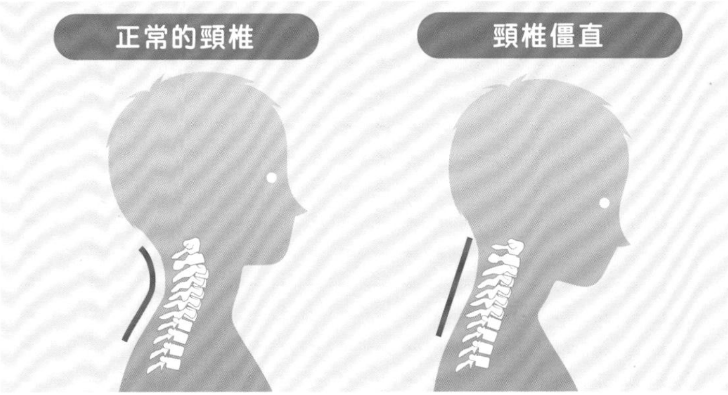

負責支撐頭部的頸椎，為了分散頭部的重量及衝擊力，會形成一個稍微後凹（前彎）的形狀（如左圖）。頸椎僵直也是駝背的一種，有頸椎僵直問題的人會失去前彎的弧度，頸椎會變得像右圖那樣筆直。

或往下看。我身為骨科醫師，有嘗試要自己治療，但是用了酸痛貼布或服用止痛藥，都沒有好轉。直到和醫院的醫事放射師對談後，才有了轉機。

放射師在醫院會幫許多病患照X光片，看過很多因交通事故而造成揮鞭症候群（頸椎扭傷）的病患的頸椎。罹患揮鞭症候群的患者，大多是因為交通事故的衝擊導致頸椎曲線錯位，其中許多人會有頸椎僵直的問題。而這些揮鞭症候群患者**透過運動療法改善頸椎僵直，甚至因此而痊癒的人不在少數**。透過這段對話，我才發現了運動療法（自我照護）的重要性。

頸部駝背最適合用頸部骨骼逐一向後倒的仰頭1分鐘體操來放鬆，3週內就能消除頸部劇痛

大約在10年前，我從駝背演變為頸椎僵直，脖子僵硬到幾乎無法動彈，而且為劇痛所苦。改善以上症狀的契機，如同前頁所述，就是我與醫事放射師之間的對話。當時我的頸椎就像下一頁左側的X光片那樣，頸椎僵直的程度像是用畫的，自己都**覺得脊椎像一根棍棒似的**。原本的脊椎是由數個名為椎骨的小塊骨頭組合而成，**正常來說，每一節骨頭應該都能柔軟地活動**。

為了能讓每塊固化的椎骨放鬆，我自己想出了將頸部關節一個個慢慢地往後倒的仰頭1分鐘體操，嘗試舒緩劇痛。做體操的過程中，可以感覺到**頸部的劇痛逐漸消失，後來甚至不需要吃止痛藥了**。接著，**持續做體操3週後，疼痛感便完全消失，**

透過仰頭1分鐘體操改善頸椎僵直問題

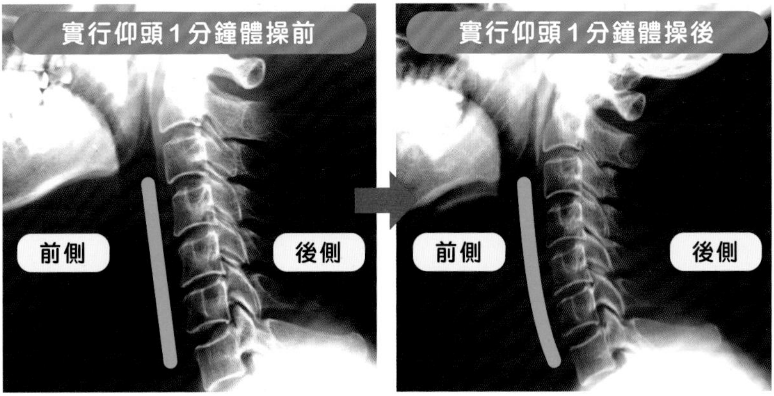

左邊的X光片是高平醫師因頸椎僵直而有頸部疼痛問題時的頸椎。透過實行下一頁開始解說的仰頭1分鐘體操後，頸椎便像右邊的照片那樣，恢復了自然的前彎，頸部的疼痛感也消失了。

可以朝正上方看

還是頸椎僵直狀態時，高平醫師的脖子只能往斜上方抬高，但是持續實行仰頭1分鐘體操後，就能像右邊照片那樣往正上方看了。

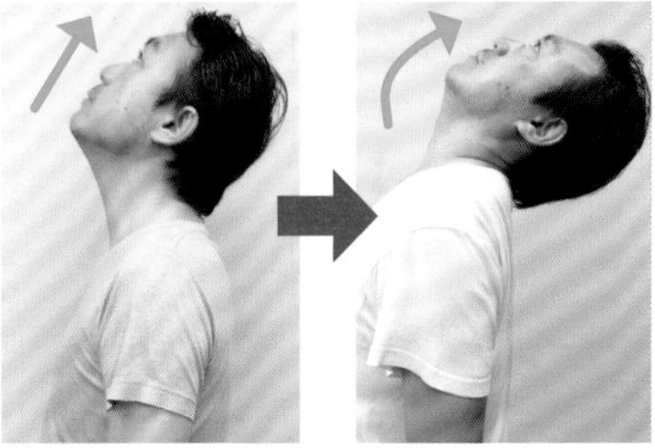

不用依靠痠痛貼布也能正常生活。

後續再照X光片（右圖）可以發現，**先前筆直的頸椎也恢復了正常生理性的彎曲弧度。**

在這之後，我更加確信自我照護是治療疾病不可或缺的一環，針對關節疼痛的患者，也積極地給予運動療法的指導。

只要將頸椎的7塊骨頭由下往上慢慢後傾就可以了！仰頭1分鐘的操作法

接著，就要來介紹我所實踐的仰頭1分鐘操作法。除了頸部駝背之外，有頸椎僵直問題的人也可以試試看。做法很簡單，只要將**頸椎的7塊椎骨逐一往後傾倒就可以了**。嚴格來說，骨頭是沒辦法一個個往後倒的，但是可以一邊**在腦中想像椎骨往後倒的樣子，一邊緩慢且仔細地進行這項體操**。

進行體操前，可以先做點暖身運動。具體做法如左頁所示，先做**「頸部前屈伸展」及「頸部側屈伸展」**，讓頸部後側及側面的肌肉放鬆，仰頭1分鐘體操就能更順利進行。若後仰時感到疼痛，就不用勉強。每天循序漸進實踐，隨著頸部柔軟度恢復，疼痛也會一起獲得改善。

仰頭1分鐘的2種暖身運動

◆頸部前屈伸展

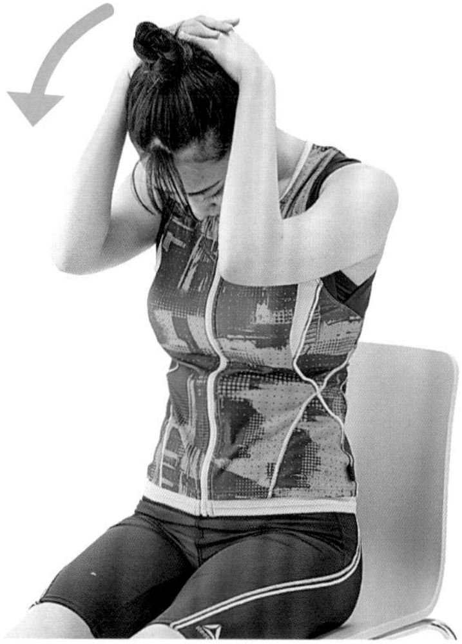

1. 雙手十指相扣，放在頭部後方，緩慢地往下看，讓頸部慢慢前屈伸展。
2. 感覺前屈到極限後，維持20秒，再慢慢回到原本的姿勢。

2次為1組，約1分鐘

◆頸部側屈伸展

1. 左手貼著右側頭部，一邊將頭微微地往左後側拉，一邊將頭部側倒（側屈）。
2. 感覺側倒至極限後，維持10秒，再慢慢回到原本的姿勢。
3. 對側也做一次相同的步驟。

左右各2次為1組，約1分鐘

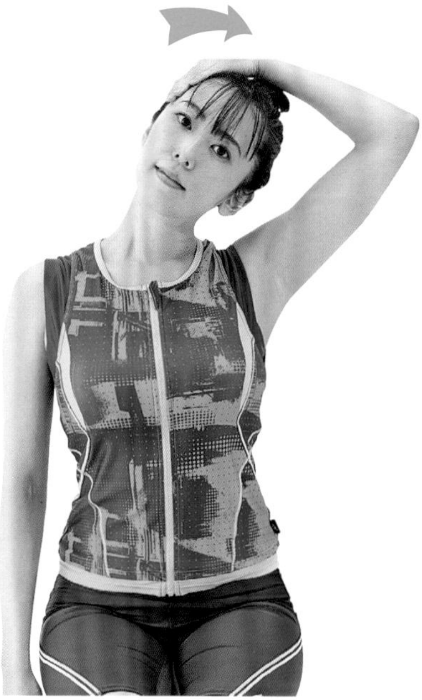

矯正頸部駝背 仰頭1分鐘操作法

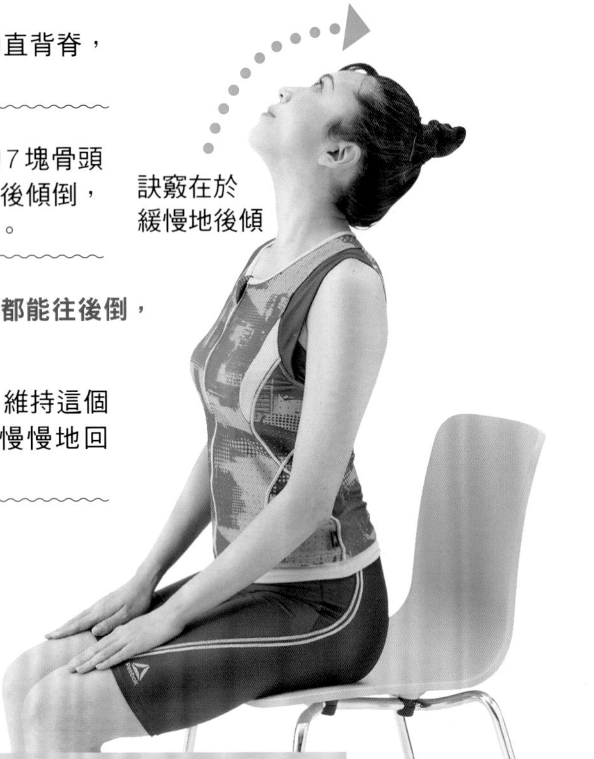
訣竅在於
緩慢地後傾

1. 坐在椅子上，伸直背脊，下巴抬高。

2. 一邊想像頸部的7塊骨頭由下往上依序往後傾倒，一邊稍微向上看。

重點 **為了讓每個頸椎都能往後倒，要緩慢地動作。**

3. 上抬到極限後，維持這個狀態20秒，再慢慢地回到原本的姿勢。

重點 **向上看的時候，頸部後仰至能看見後方牆壁的狀態是最好的。**

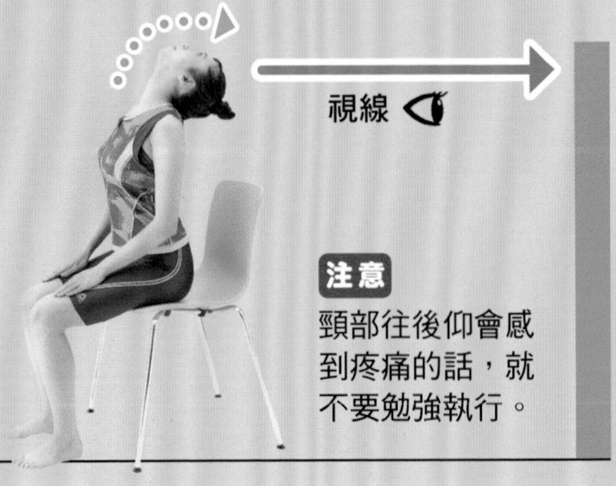
視線

注意

頸部往後仰會感到疼痛的話，就不要勉強執行。

2次為1組，約1分鐘

1天做3組

提升仰頭1分鐘的效果！舒展緊縮的胸部肌肉、改善頸部駝背及肩膀僵硬的「擴胸伸展操」

應該有些人嘗試了仰頭1分鐘體操，改善情況還是不甚理想，脖子無法隨心所欲地後仰或是看正上方，問題可能出在有胸肌緊縮、肩膀凸出的**「圓肩」**情形。**圓肩加上胸部肌肉緊縮，會導致頸部後方的肌肉緊繃而固化**。因此，**同時進行放鬆胸肌及消除圓肩的擴胸伸展操，才能讓仰頭1分鐘體操發揮最大效果**。下一頁介紹中會提到**胸大肌**，是指胸部表面的大片扇形肌肉；**胸小肌**則是在胸大肌底下的小肌肉，與肩膀的柔軟度動作相關。

接下來要介紹的2種體操，具有讓第4章提到的筋膜放鬆的效果。為了解決頸部駝背的問題，請務必和仰頭1分鐘體操一起實踐。

胸小肌伸展

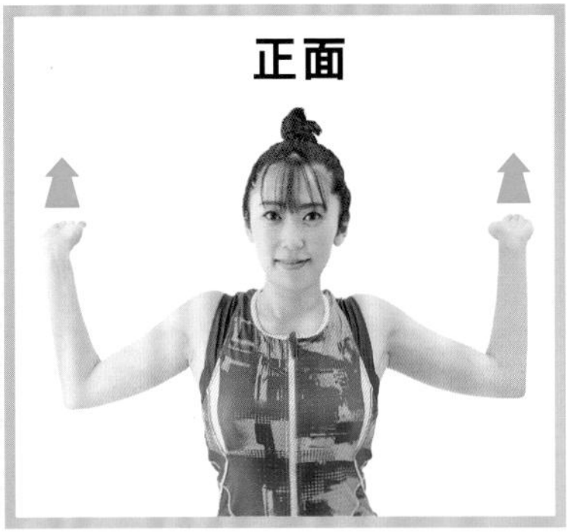
正面

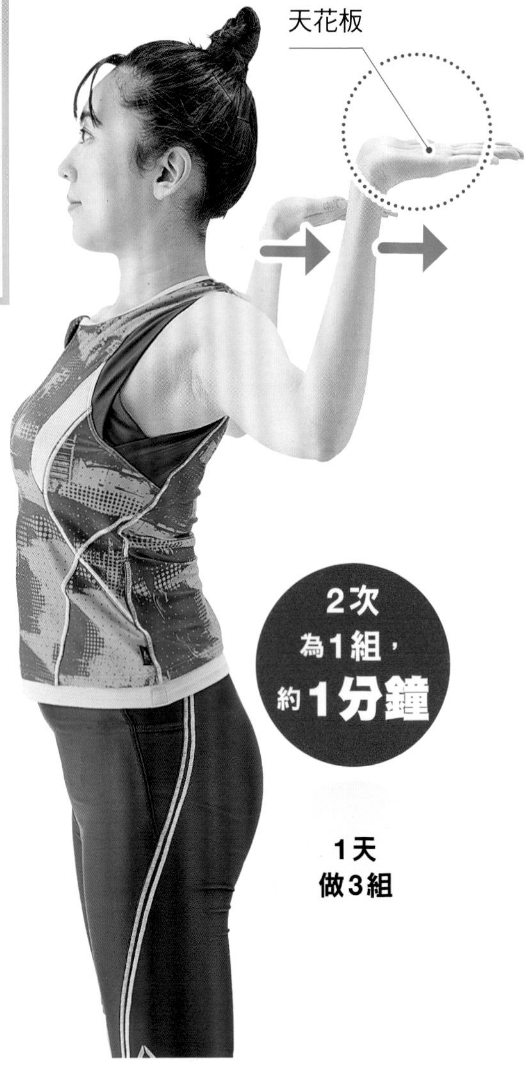
手掌朝向
天花板
2次
為1組，
約1分鐘
1天
做3組

1

伸直背脊站立，抬起手臂，並將2隻手掌朝向天花板。

2

手掌與天花板維持水平方向，手臂往後側推出。推到極限之後，維持20秒，再回到原本的姿勢。

重點　這個伸展動作對於肩膀朝前凸出、往內靠攏的圓肩問題特別有效。做完這個伸展動作後，再做仰頭1分鐘，可以感覺到脖子能更輕鬆地往後仰，有助於解決駝背問題。

提升仰頭1分鐘效果的方法　擴胸伸展操2

胸大肌伸展

1. 背部面向牆壁，雙腳張開與肩同寬。右手手心貼牆，上半身往牆壁的反方向旋轉，拉伸胸部及手臂的肌肉。

2. 當胸部及手臂肌肉伸展到極限後，維持這個狀態20秒，再回到原本的姿勢。

3. 左手也做一次一樣的動作。

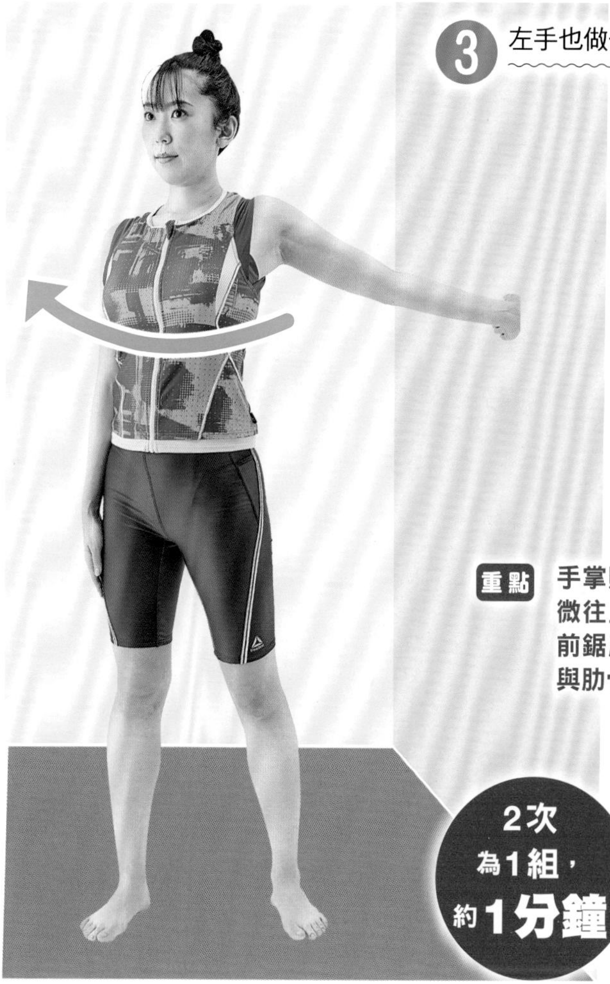

重點　手掌貼牆的位置再稍微往上，可以伸展到前鋸肌（連接肩胛骨與肋骨的肌肉）。

2次為1組，約1分鐘

1天做3組

病例報告

過度的電腦作業造成頸部駝背惡化，後來透過仰頭1分鐘獲得改善，不僅消除疼痛，外表也變得更年輕了

居住在神奈川縣的吉田敬之先生（56歲・化名），工作內容是建築設計。因為一整天都會用臉部稍微前傾的姿勢進行電腦作業，所以很久之前就有頸部疼痛的問題。我為吉田先生看診是距今1年前的事情。當時的吉田先生，即使**靜止不動還是會感到頸部劇痛**，因此來到醫院求診。照射X光片的檢查結果發現，原來不是頸椎病等疾病，而是**頸部駝背造成的頸椎僵直問題**。

因此，除了**給予相應治療之外，我也將仰頭1分鐘體操傳授給吉田先生。再加上前屈伸展和側屈伸展，每天要做3種體操**。

後來，**大約1個月的時間，就將頸部疼痛的狀況治好了。不僅改善了頸椎僵直的狀況，姿勢也變得更好，看起來更年輕的外表也讓太太感到很開心**。

駝背的治療方法③

第6章

最新發現！背部駝背是因背肌緊縮和腹肌鬆弛造成，透過平衡背肌和腹肌的「推牆1分鐘體操」就能改善

高平尚伸●北里大學研究所醫療系研究科骨科學教授

想要矯正背部駝背，就必須平衡支撐脊椎的深層肌肉，推牆1分鐘體操的效果絕佳

接下來要聊聊背部駝背的相關對策。

簡單來說，**背部駝背就是背部正中間區域拱起**。脊椎是由24塊椎骨組成的，由上而下可分為頸椎（7塊椎骨）、胸椎（12塊椎骨）、腰椎（5塊椎骨）這3個部位。**背部駝背的人，就是胸椎部分呈現彎曲位移的狀態**。

本書第2章中也有提到，背部駝背的人之中，大多數人都有**「過度挺腰」**的問題。背部靠牆站立時，因為拱起的背部碰到牆面，腰部會更用力前挺，牆壁與腰部之間就會形成一個很大的空隙。**挺腰乍看之下是「良好的姿勢」，但是實際上脊椎會失去正常的S形曲線，不能置之不理**。

什麼是交叉症候群？根據肌肉分布可分為2種！

容易緊縮固化的肌肉

- 上斜方肌、提肩胛肌、頭下斜肌、胸部肌群（胸大肌）、胸鎖乳突肌
- 豎脊肌、髂腰肌、膕旁肌

容易延展鬆弛的肌肉

- 頭長肌、頸長肌、下斜方肌、菱形肌
- 腹部肌群（腹直肌）、臀部肌群（臀大肌）

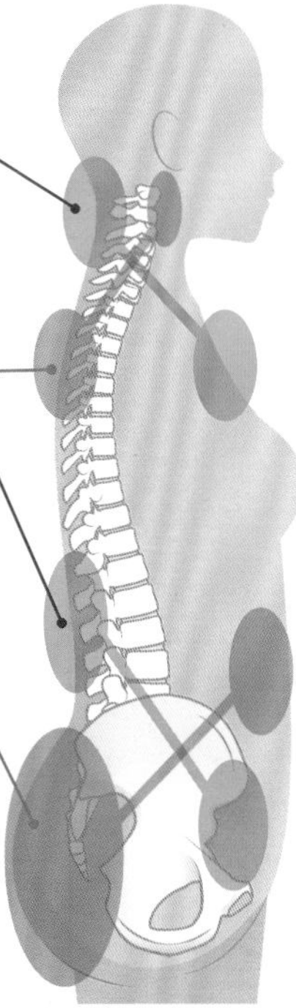

容易緊縮固化的肌群（圖中紅色部分）及容易延展鬆弛的肌肉（圖中藍色部分），分別用線連結起來，就會現右圖那樣形成交叉的十字形狀。這種狀態稱作交叉症候群，被認為是造成不良姿勢及疼痛的主要原因。

那麼，背部駝背要如何改善呢？我認為，對背部駝背的人來說，最重要的是調整支撐脊椎的「肌肉平衡」。所謂的**「調整平衡」**，不只是單純強化肌肉這麼簡單的事情，讓我來為各位詳細說明。

動作及維持姿勢的肌肉，有2種不同的性質。一種是容易「固化的類型」，另一種則是「肌力低落，容易延展鬆弛的類型」。

背部駝背的人，大多都有豎脊肌及提肩胛肌緊縮固化，及腹側

的腹肌（腹直肌）、臀部臀大肌鬆弛的問題。

這種**肌肉的不平衡狀態，就是導致背部中心拱起、姿勢因此被固定的重要因素**。**從側面觀察這些肌群之間的關係時，將固化肌群與鬆弛肌群相連，應該可以看到線條呈現十字交叉的樣子（參照前頁圖）**。

這種肌肉不平衡的狀態，稱作「交叉症候群」，是由捷克的復健醫師Vladimir Janda提出的概念。

如同第4章所述，肌肉是由筋膜所包覆，而筋膜相連形成的線條便是維持姿勢的基礎。不過，**若罹患交叉症候群，緊繃變硬的肌肉及鬆弛虛弱的肌肉交叉存在，筋膜線便無法發揮正常機能，進而造成駝背等不良姿勢固定化**。

因此，為了維持肌肉的平衡，我們應該要**伸展容易變硬的肌肉**使其放鬆，並且**鍛鍊容易延展放鬆的肌肉的肌力**。

我都會指導背部駝背的人進行「推牆1分鐘體操」（參照第86～87頁）。

推牆1分鐘體操可以一次伸展到以豎脊肌為首的固化肌群。此外，以腹肌為首

透過推牆1分鐘體操來伸展肌肉

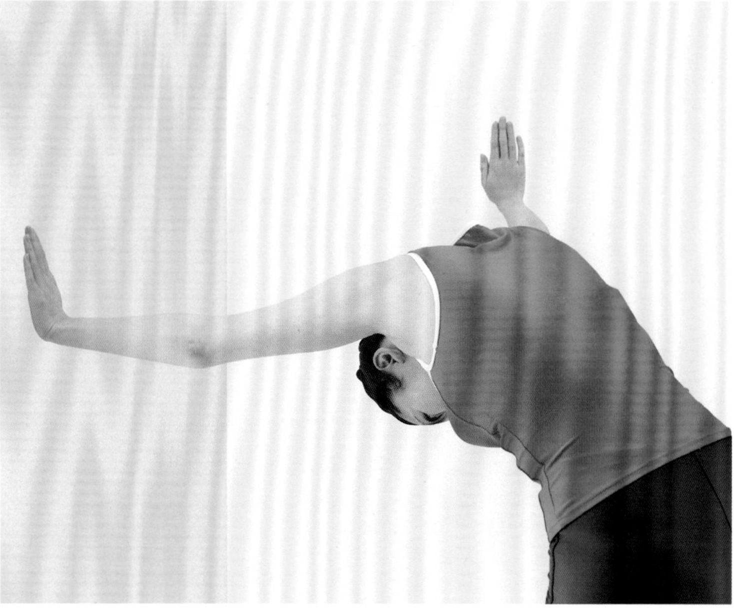

進行推牆1分鐘體操時，首先要伸展身體的前線（前面）肌肉，接著大幅伸展背線（背面）的肌肉（如同上方照片）。這樣一來，造成背部駝背的固化肌肉就能得到放鬆。

的鬆弛肌群，則可透過「牆邊深蹲」（參照第88頁）來強化，達到調整肌肉平衡的效果。

許多人在執行推牆1分鐘體操及牆邊深蹲後，不僅解決了交叉症候群，也讓背部駝背問題獲得改善。

請各位務必參考接下來的解說，並且嘗試看看。

雙手推牆即可！透過調整肌肉平衡，改善背部駝背的推牆1分鐘體操

接著，就來看看推牆1分鐘體操及牆邊深蹲的操作方法吧！個別做法請見第86～88頁的圖解。在這之前，要先說明動作訣竅及應該注意的地方。

首先，**在做推牆1分鐘體操時，要將手腕伸直推牆的時候（圖解②），請將注意力放在感受前線的肌肉上；2隻手肘彎曲往前推出，注意手臂線條；低頭推牆的時候（圖解③和④），則要留意背線（背面）肌肉的感受**。雖然筋膜線是複合型，但是可以一邊伸展各部位肌肉，一邊感受。

有背部駝背困擾的人，背部中央（豎脊肌）及胸部（胸鎖乳突肌及胸肌）、腰部（髂腰肌）、大腿（股四頭肌及膕旁肌）的肌肉都是緊縮固化的。透過推牆1分鐘

體操，就能有效率地在一次體操中伸展到這些肌肉。

再來要說明的是**牆邊深蹲**的方法。「牆邊」顧名思義，就是站在牆壁旁邊，面向牆壁做深蹲的動作。這是為了防止膝蓋在屈膝時超過腳尖。

深蹲是個鍛鍊股四頭肌及臀部臀大肌等下半身肌肉的好方法。也因為如此，對膝蓋其實會造成很大的負擔。尤其是屈膝的時候，若膝蓋超過腳尖，有些人會因為傷到膝關節而引起發炎或是骨骼變形，導致膝蓋疼痛惡化，必須特別留意。

屈膝的時候，膝蓋不要超過腳尖，可以大幅減輕膝關節的負擔，進行安全的肌力訓練。**在做牆邊深蹲的時候，膝蓋不要碰到牆壁，就是為了防止膝蓋超過腳尖的位置**。還有，為了減輕膝蓋的負擔，動作時不要用力過猛或是利用反彈的力量，切記要**緩慢地進行**。

除此之外，在做**牆邊深蹲的時候，記得要讓肚子往內凹**。這樣可以增加腹直肌及腹橫肌的負荷量，有效鍛鍊在前方支撐脊椎的前線肌肉。

放鬆固化肌肉

推牆1分鐘操作法

❶

面向房間的牆角站立，右手撐住右側牆壁，左手撐住左側。此時，雙手手掌伸到與肩同高、手肘打直。

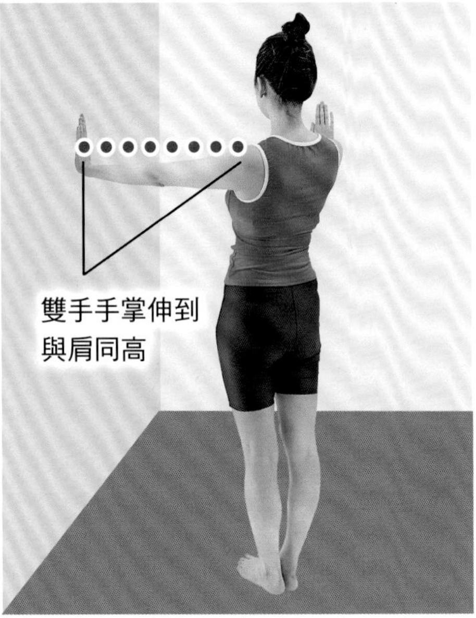

步驟❷～❹為1組，約1分鐘

左、右腳在1天內各做3組

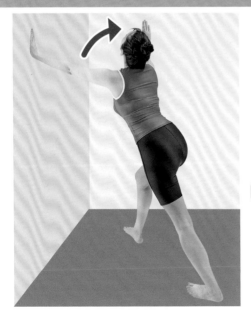

❷

右腳往前踏出1步，腰部位置稍微下沉，臉部盡量向上看。維持這個姿勢20秒。

重點 **動作的同時要感受身體前面的肌肉在伸展。**

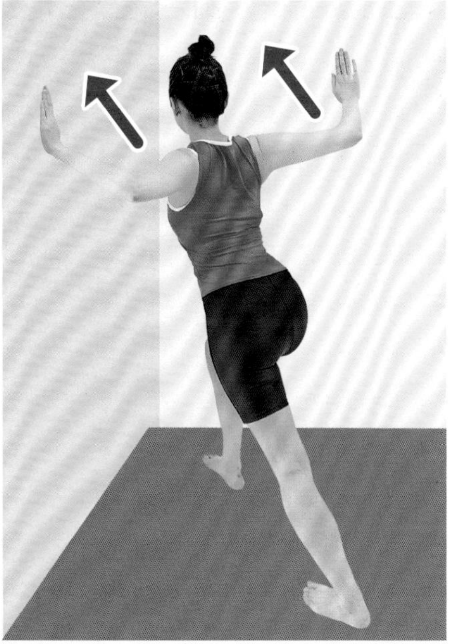

❸

從❷的姿勢將臉部回到正面，2隻手肘彎曲，上半身往牆角靠近。靠近到極限之後，維持20秒。

重點 **動作時感覺胸部、大腿前側、膝蓋內側被拉緊。**

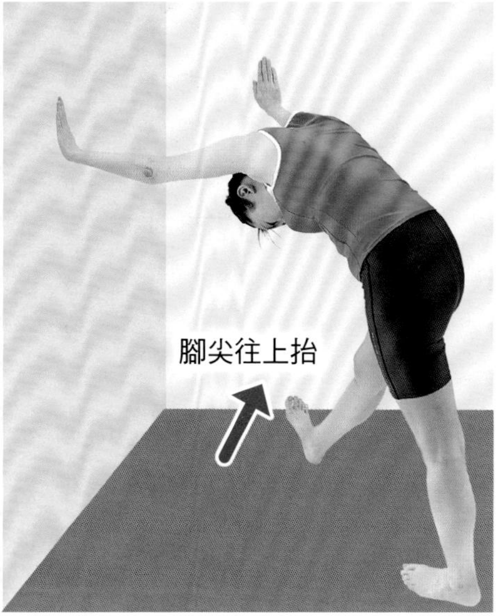

❹

接續❸的姿勢，將2隻手肘打直，頭低到手臂之間，看向肚臍。右腳腳尖抬高，盡量伸展雙邊膝蓋內側，維持20秒。

重點 **動作時感覺身體背面的肌肉拉伸。**

左右腳都要做❷～❹的動作。

鍛鍊鬆弛肌肉

牆邊深蹲操作法

1

面向牆壁站立，雙腳張開至與肩同寬的距離。雙手十指相扣，放在頭部後方。

2

腰部慢慢往下移，臉和膝蓋不要碰到牆壁。腰部低到極限後，再回到原本的位置。

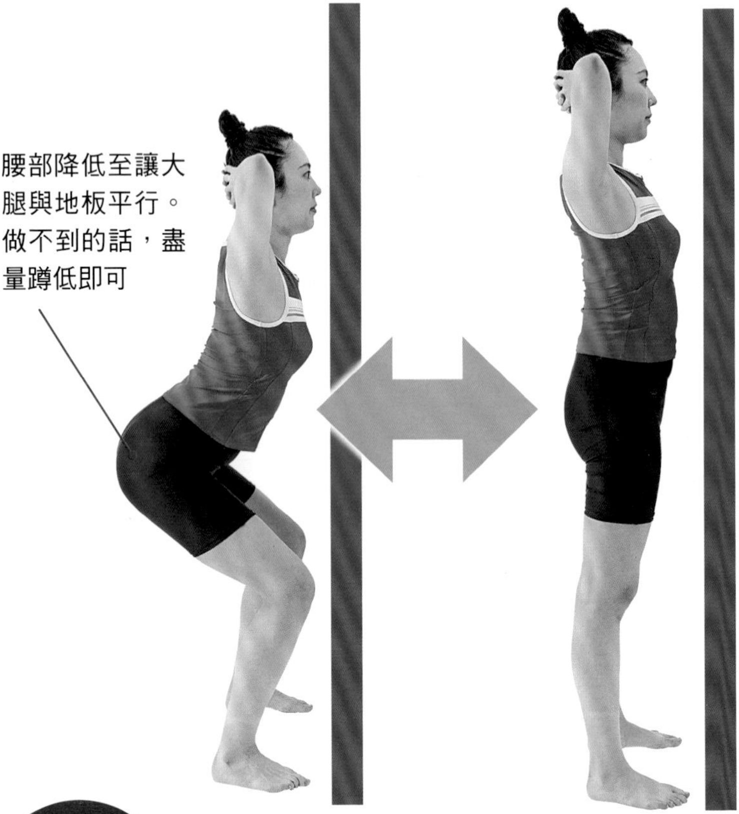
腰部降低至讓大腿與地板平行。做不到的話，盡量蹲低即可

10次為1組

1天做3組

重點 腳尖盡量靠近牆壁，防止膝蓋超過腳尖，維持正確的深蹲姿勢。

實驗報告

推牆1分鐘體操及牆邊深蹲都是高度即效性的動作，經實驗證明，做完之後馬上就能改善駝背

推牆1分鐘體操的效果

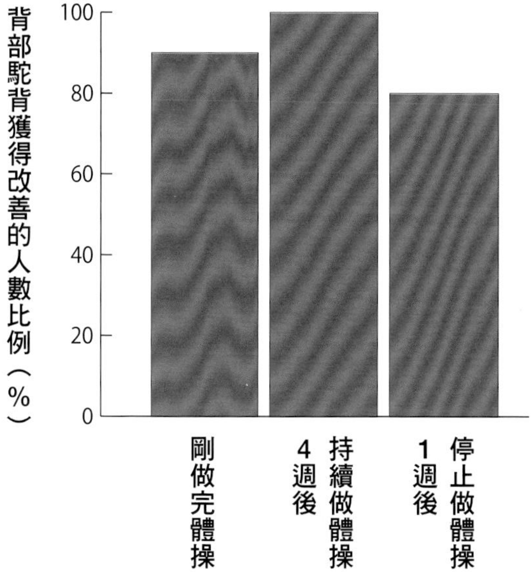

在我所任教的北里大學內，有研究所學生曾進行相關的實驗。實驗內容是讓10位在校生進行推牆1分鐘體操及牆邊深蹲，為期4週，藉以調查其姿勢的變化。

結果發現，**做體操當日就有90%的人姿勢獲得改善，4週後更是有100%的達成率**。不過，一旦停止做體操，就會回到原本的狀態，所以持之以恆也是很重要的。

病例報告

因為運動不足造成背部駝背，做推牆1分鐘體操後1個月改善，大幅減輕背部僵硬感！

來自神奈川縣的米澤良夫先生（化名・67歲・自營業）因為頸部及背部疼痛，至北里大學醫院的合作門診接受治療，是**典型的背部駝背患者。求診時處於無法依靠自身力量將背部挺直的狀態，深受肩膀及背部僵硬問題所苦**。不過，照射X光片檢查結果並無異常。我們推測是因為常待在家中、缺乏運動，使支撐脊椎的肌肉**有交叉症候群所致**。因此，除了止痛治療，也請米澤先生進行推牆1分鐘體操及牆邊深蹲。米澤先生起初蹲下時腳尖都會超出膝蓋，建議他後推臀部、讓大腿與地板平行，並每天實行體操後，**1個月就大幅改善姿勢，沒有背部駝背的問題了。頸部疼痛、肩膀及背部僵硬的狀況也減輕許多**。

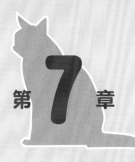

第7章

駝背的治療方法④

矯正腰部駝背和脊椎側彎後，可改善8成以上的腰痛！

東大醫院實行的「1分鐘腰部伸展操」

原　慶宏●武藏野紅十字醫院骨科部長
山口正貴●東京大學醫學部附屬醫院復健部物理治療師

對於改善腰部駝背而言，讓腰部肌肉放鬆、活動每個椎骨的運動很重要

如同第2章的駝背類型診斷所述，背對靠牆站立時，若**牆壁與腰部之間沒有空隙，就代表是「腰部駝背」**。在這個狀態下，後腦勺恐怕無法靠到牆上。這就證明了**腰部呈現彎曲狀態，容易造成慢性腰痛**。

3種駝背類型中，**大多數人會先從頸部駝背開始，進而發展成背部駝背、腰部駝背，甚至重症化**。不過，也不是所有人的發展進程都是如此，有些人是**從腰部駝背開始的**。此外，**老年人比較容易有腰部駝背的傾向**，其中最大的原因在於肌肉衰退。隨著年齡增長，身體前側及後側的肌肉都會逐漸衰退。這時，後側還有脊椎可以支撐，但是腹部因為沒有骨骼可以支撐，加上腹肌和背肌衰弱、無法支撐，腰部

就會呈現彎曲拱起的狀態。

那麼，腰部駝背的問題究竟要如何改善呢？**祕訣就是放鬆因腰部駝背而僵直的肌肉，讓每個椎骨都能好好地活動**。

雖然有點突然，但要請大家想像一下釣竿和曬衣桿的樣子。釣竿在釣到魚的時候，會有彈性地彎曲；而曬衣桿則完全不會彎曲，絲毫沒有彈性。駝背的人經過長時間的肌肉固化，腹部和背部已經變得像曬衣桿那樣僵硬，失去了柔軟性。因此，當務之急是將曬衣桿般的腹部及背部肌肉放鬆，讓脊椎的每塊骨頭都能好好活動。為此，必須要進行**正確的伸展動作**。考慮到腰部駝背患者大多是老年人，必須進行安全且有效的伸展操，才能符合他們的需求。

因此，第7章要推薦的是**「1分鐘腰部伸展操」**。**雖然只有4個動作，但都是經過計算發想的，能讓肌肉動作及骨骼活動度相互配合**。在東京大學醫學部附屬醫院內，有許多病患在接受體操指導並且認真實踐後，身體狀況逐漸好轉。請各位務必嘗試看看。

做扭轉、彎曲腰部的1分鐘腰部伸展操，8成以上的患者都改善了腰部駝背及腰痛

1分鐘腰部伸展操是由**「扭轉伸展操」、「毛巾伸展操」、「彎曲伸展操」、「俯臥伸展操」這4個動作組成，以上任何一項伸展操都是在地板上進行的**。這也是1分鐘腰部伸展操的一大特色。我們生活在地球上，無時無刻受到重力影響。不管是站立或坐下，都要對抗重力、將身體撐起，因此會收縮腰部和背部肌肉。而躺臥的姿勢就不需要對抗重力，可以讓肌肉呈現放鬆狀態，藉此輕鬆地伸展肌肉。

1分鐘腰部伸展操還有一個特色是**扭轉、彎曲、挺直等動作**。透過這些動作，可以活動到腰椎及胸椎，還有肩膀及肋骨、髖關節，讓脊椎整體變得更柔軟。

1分鐘腰部伸展操原本是為了腰痛患者設計的體操。雖然腰痛患者的人數非常

實行1分鐘腰部伸展操後，關節活動度變好了

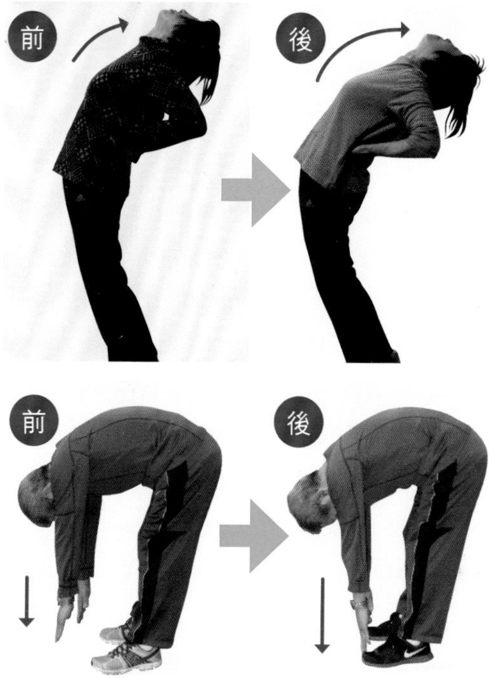

因為脊椎整體變得更柔軟，前彎和後彎的範圍都變得更大了。

多，不過大多都不清楚發生原因，可以確認特定發生原因的人僅占全體病患的15%左右（椎間盤突出或腰部椎管狹窄症）。其餘85%則為非特異性腰痛的類型。只要知道原因，就能採取相應的治療方法；但是不知道原因的話，就只能採取緩和症狀為主的對症療法。因此，**能夠最有效活動肌肉與脊椎，並且改善駝背等姿勢、消除腰痛的方法，就是1分鐘腰部伸展操**。

為了確認體操的效果，我們從二〇一〇年開始進行臨床研究，並在二〇一七年的研究報告中，將症狀持續半年以上的73位非特異性腰痛患者（男性27人，女性46人，平均年

齡69歲）分為以下2種：

①腰痛症狀容易變化的DP族群（DP即Directional Preference，方向偏好）

②症狀不像①那樣容易變化的非DP族群

並且給予這些患者每週1次的1分鐘腰部伸展操指導，總共指導了4次。順帶一提，DP族群只要活動身體就能減輕疼痛，關節可動範圍也會隨之增加，對於腰痛的人來說是「良好的反應」，比較容易治好腰痛；反之，若為非DP族群的話，腰痛就不容易痊癒。

研究結果顯示，**2種族群在進行1分鐘腰部伸展操之後，都能看見改善效果。而且不只是腰痛，身體前彎和後彎的程度，也比做操前更理想**。這就表示，僵直的腹部及背部放鬆之後，就能提升脊椎每個椎骨的活動度。

腰痛的人姿勢大多不好，其中許多人都有腰部駝背的問題。做過1分鐘腰部伸展操後，大家**不但姿勢變好，外表看起來也更年輕**。「整體健康感」（身心健康狀態自我評價）及「活力」指數等，也都在做完體操後獲得提升。

慢性腰痛的人做了1分鐘腰部伸展操的前後比較

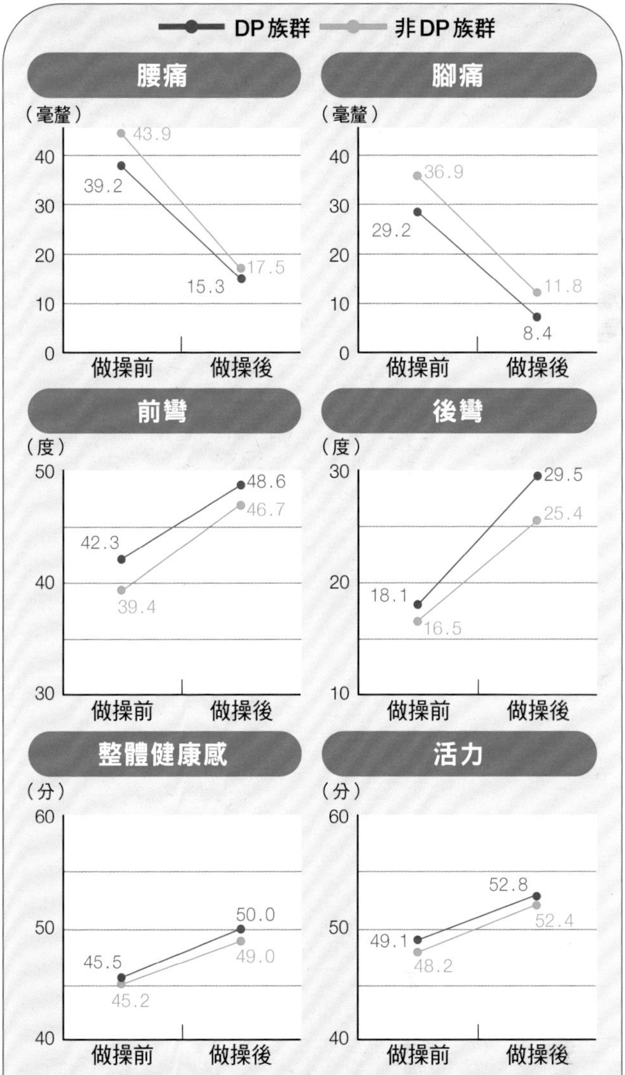

進行體操後，腰痛、腳痛、前彎程度、整體健康感等多個項目都獲得了改善。

出處：山口正貴、原慶宏、其他：4種伸展動作對於慢性非特異性腰痛患者的介入效果。改編自《物理治療學》第44卷第6號

由此可知，**1分鐘腰部伸展操很適合腰部駝背的人**。我幾乎每天都會指導病患進行腰部伸展操，**慢性腰痛的患者之中有8成以上都認為體操是有效的**。

＊在研究中雖然同樣都是1分鐘腰部伸展操，但是做操時間是從10秒10次開始階段性的漸增至20秒、30秒。

每週3次就OK！躺著也能透過4個動作矯正腰部駝背的1分鐘腰部伸展操

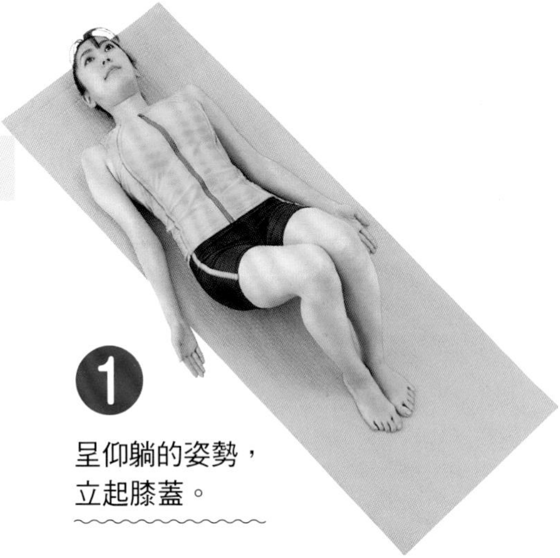

1

呈仰躺的姿勢，立起膝蓋。

●**1分鐘腰部伸展操1扭轉伸展操**

1分鐘腰部伸展操的順序為**扭轉伸展操⬇毛巾伸展操⬇彎曲伸展操⬇俯臥伸展操**。

扭轉伸展操可軟化肩膀到膝蓋的側面肌肉，並拓展脊椎扭轉的可動區域。做不到可能是胸大肌及闊背肌（背部中央到脅下，與手臂相連的三角形肌肉）、肋間肌（肋骨間的肌肉）等肌肉與脊椎的旋轉處變硬。

注意 進行體操時，在能力範圍內活動即可。過程中若感到疼痛，請立即停止。

1分鐘腰部伸展操 1

重點 不用勉強
用力扭動。

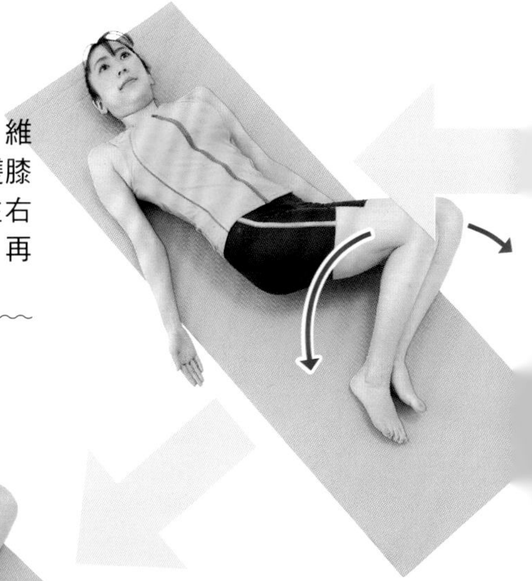

❷ 雙膝往左側倒，維持10秒後，讓雙膝回到原位。再往右倒，維持10秒，再回到原位。

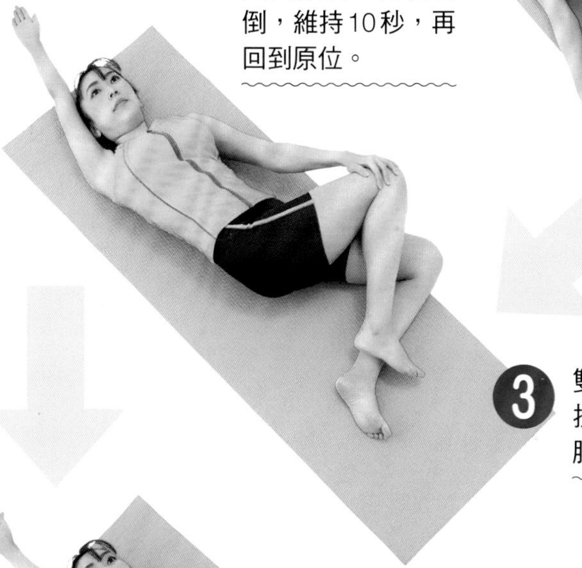

❸ 雙膝往左倒，左手扶在右膝上。右手腕往上伸直。

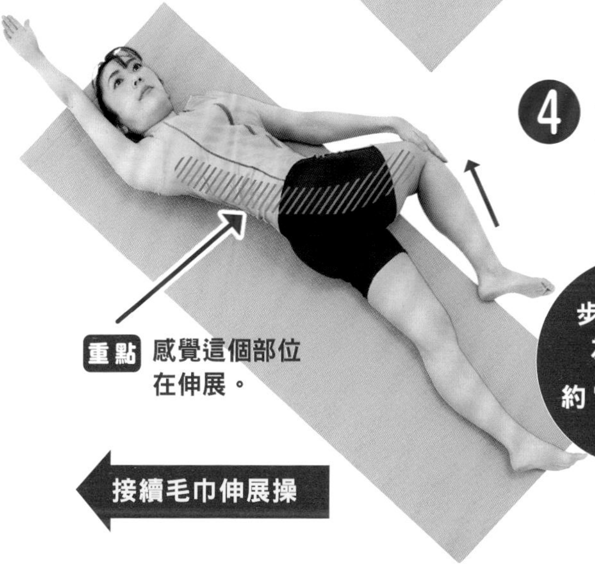

❹ 左手繼續扶著，右膝往上提，左腳伸直，維持10秒後再回到原位。

重點 感覺這個部位
在伸展。

**步驟❶～❹
為1組，
約1分鐘**

**雙腳交換，
另一側也做
同樣的動作**

接續毛巾伸展操

毛巾伸展操

1 呈仰躺的姿勢，立起膝蓋。

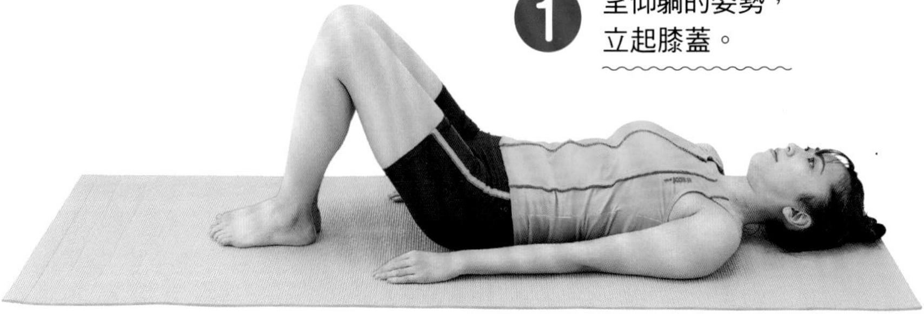

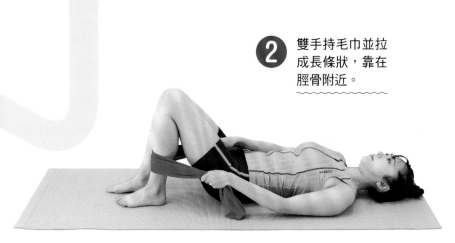

2 雙手持毛巾並拉成長條狀，靠在脛骨附近。

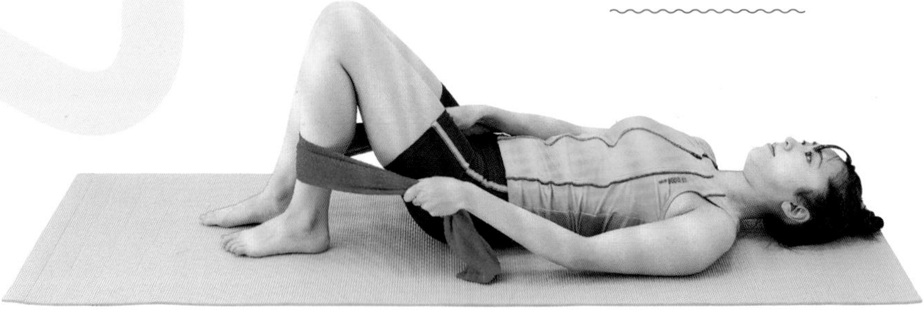

●1分鐘腰部伸展操

2 毛巾伸展操

接下來要進行的是毛巾伸展操。

這個體操可以**軟化大腿內側及小腿肚的肌肉，增加髖關節、膝蓋及腳踝的可動區域**。

腳底沒辦法對著天花板的人可能是因為大腿內側及小腿肚的肌肉、髖關節、腳踝變硬的關係。

1分鐘腰部伸展操 2

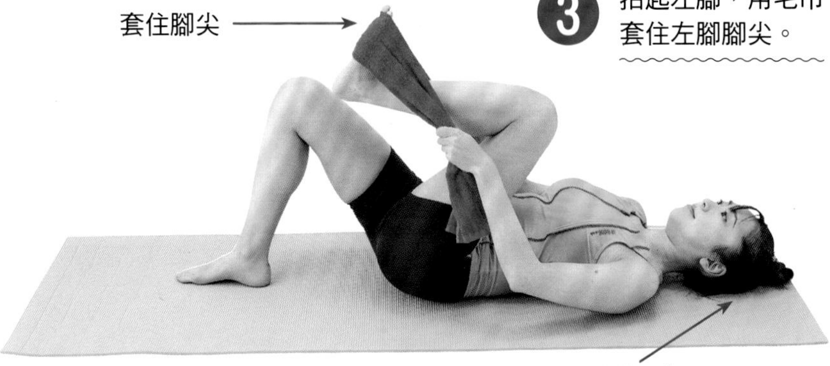
套住腳尖
頭貼著地板

❸ 抬起左腳，用毛巾套住左腳腳尖。

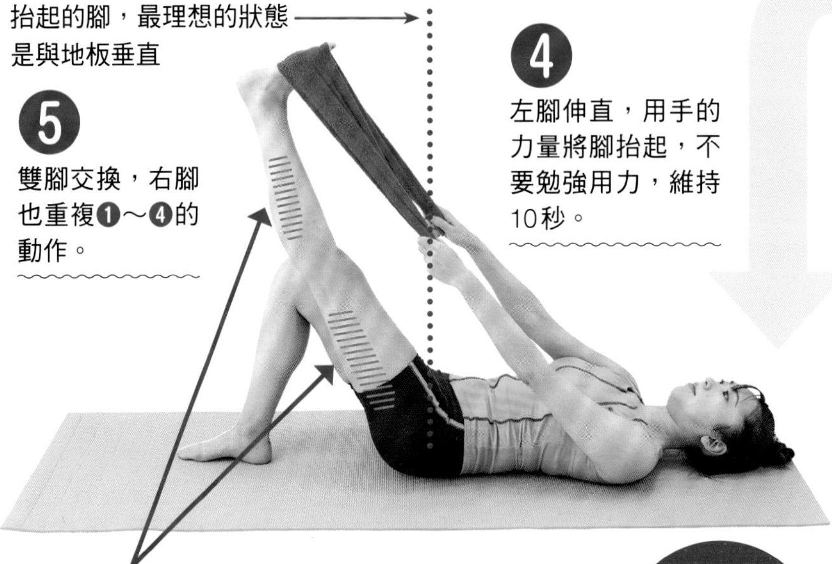
抬起的腳，最理想的狀態是與地板垂直

❹ 左腳伸直，用手的力量將腳抬起，不要勉強用力，維持10秒。

❺ 雙腳交換，右腳也重複❶～❹的動作。

重點 感覺到這個部位在伸展。

進行❶～❺為1組，約1分鐘

接續彎曲伸展操

彎曲伸展操

❶

呈仰躺姿勢，雙膝立起，雙手放在肚子上。

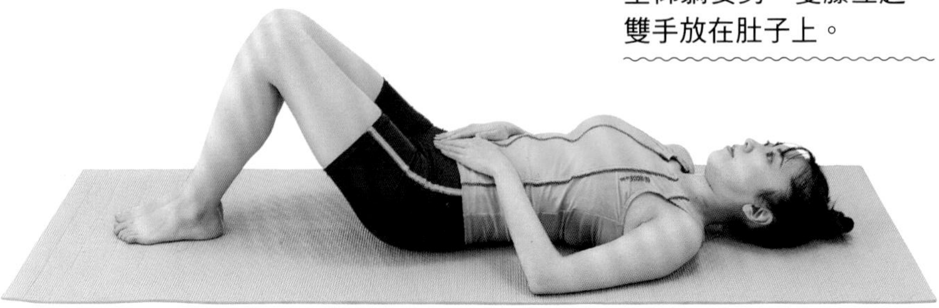

❷

右手抓住右腳膝蓋往身體方向靠。接著用左手抓住左腳膝蓋，往身體方向靠。

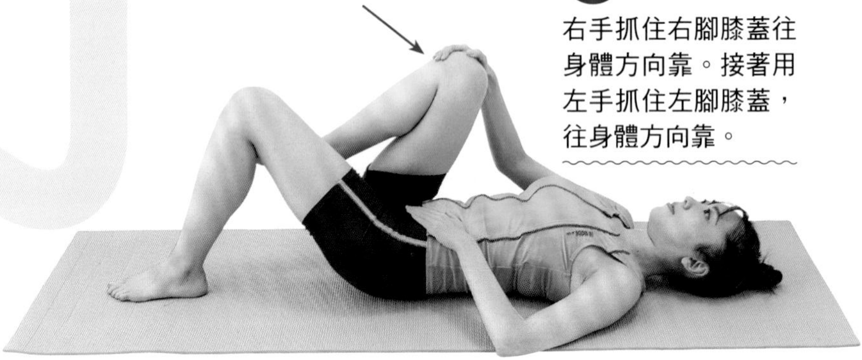

● 1分鐘腰部伸展操

3 彎曲伸展操

第3個要進行的是彎曲伸展操。

可以**軟化腰部及臀部的肌肉，增加腰椎及髖關節的彎曲可動區域**。

做不到這個動作的人，可能是因為將髖關節往後伸的臀大肌（臀部最大的肌肉）及伸直背脊的豎脊肌變硬的關係。

1分鐘腰部伸展操 3

3

雙手十指交扣，
環抱雙膝。

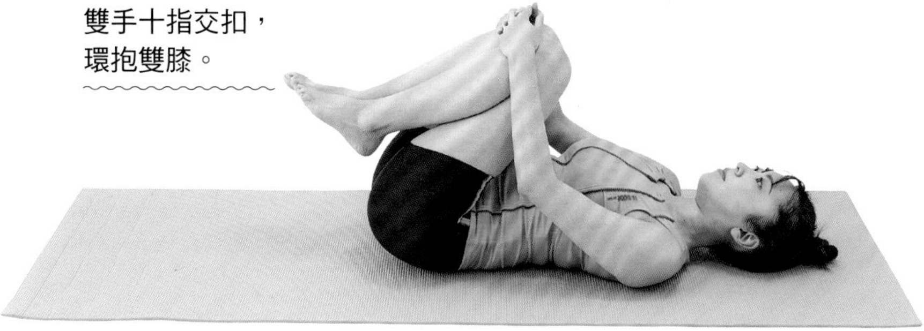

4

雙手抱膝，往胸部靠近，維持10秒，再回到❶的動作。

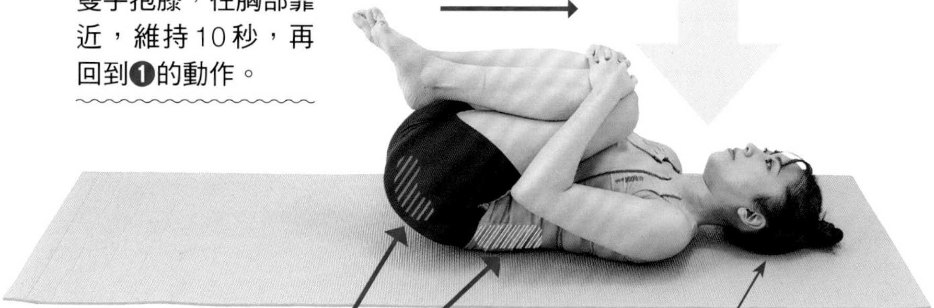

頭靠著地板

重點 感覺到這個部位在伸展。

步驟❶～❹反覆進行3次，約1分鐘

接續俯臥伸展操

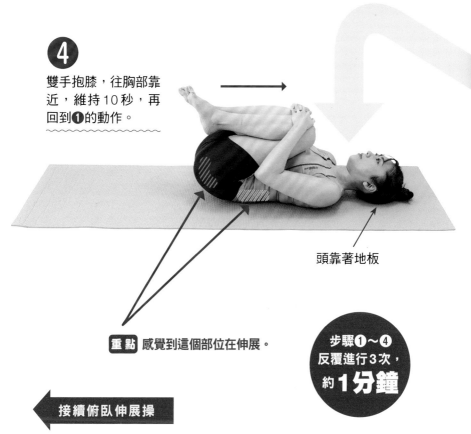

1分鐘腰部伸展操 4

俯臥伸展操

1分鐘腰部伸展操1～4可以在一天中的早・中・晚進行

步驟①～②反覆進行2次，1分鐘

① 呈俯臥的姿勢，用雙肘將上半身撐起。用鼻子吸氣，一邊吐氣，一邊放鬆肩頸和臀部的力氣。維持10秒鐘，再回到俯臥的狀態。

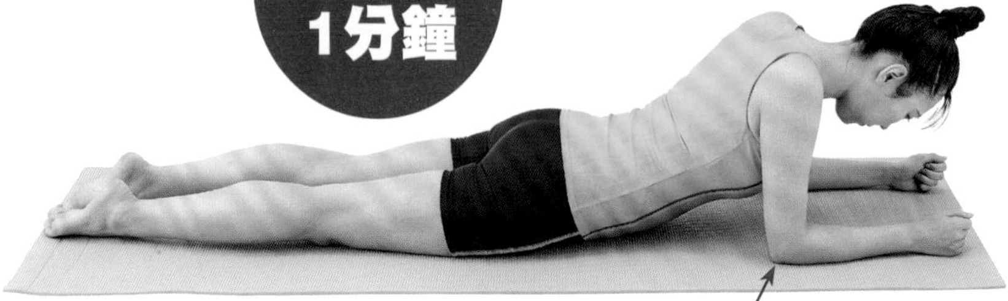
手肘要在肩膀的正下方

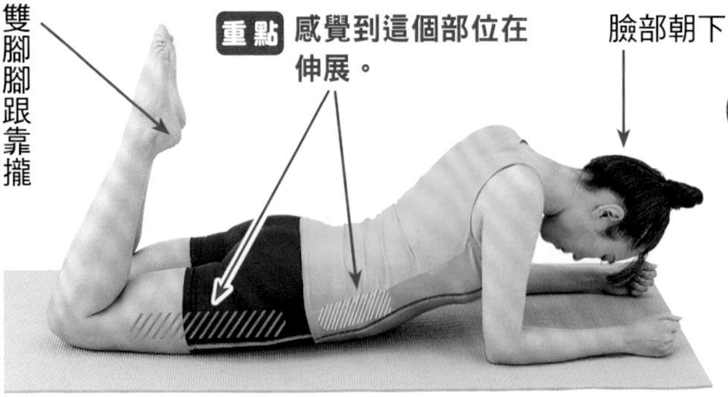
雙腳腳跟靠攏
重點 感覺到這個部位在伸展。
臉部朝下

② 雙腳腳跟靠攏，彎曲膝蓋，臉部朝下維持10秒，再回到原本的姿勢。

●1分鐘腰部伸展操

4 俯臥伸展操

最後要進行的是俯臥伸展操，就像是趴著看漫畫的姿勢。

這個動作可以**讓腹部及大腿前側的肌肉變柔軟，並且增加脊椎向後仰的幅度**。做不到這個姿勢的人，可能是因為腹直肌及股四頭肌（大腿前側肌肉）、腰椎變硬的關係。

病例報告

因為壓迫性骨折造成腰部駝背及腰痛，持續做1分鐘腰部伸展操後，不但改善了上述狀況，甚至可以去旅行了

通常沒有人會因為想要改善駝背而到醫院就診，大多數都是因為腰痛的煩惱才去看醫生。丸山智子小姐（化名・67歲・女性）也是因為想要治好腰痛才來到東京大學醫學部附屬醫院就診。

丸山小姐因為個性樂於社交，很享受和朋友到處遊玩的樂趣。但是在5年前的一次溫泉旅行中摔倒，造成脊椎的壓迫性骨折。在那之後，雖然改善了骨折的問題，但是腰痛一直沒有治好，連坐著都覺得很煎熬，因而沒辦法參加最喜歡的巴士旅遊和看戲行程，和朋友的見面機會也因此減少了。

回想初次見面的時候，丸山小姐表情有些陰鬱，看起來彎腰駝背的樣子。細問之

病例報告

下才知道，自從壓迫性骨折之後，朋友都會指出她的駝背問題，令她逐漸失去自信，也因此減少自己外出的次數。

在骨科醫師的診療之後，我也看了一下丸山小姐的X光片，發現骨折其實只有造成些微的脊椎變形。接著，仔細觀察她的姿勢，發現原來是腰部駝背。大概是因為**骨折之後，為了減緩腰部的疼痛，所以才一直維持著彎腰的姿勢。加上年紀大了，胸部及腹部的肌肉萎縮，腰部自然就彎起了**。因此，我將1分鐘腰部伸展操教給丸山小姐，並且告訴她在家也要持續練習。

丸山小姐很認真，每天都很用心地在實行。

1個月後，為了觀察狀況再回來複診的丸山小姐笑嘻嘻地說：「**持續實行1分鐘腰部伸展操的過程中，有感覺到背部越來越能伸直。不但姿勢變好，疼痛感也在不知不覺中獲得改善**。而且又能出門旅行了。」

我至今仍然清楚記得，丸山小姐那時高興的表情。

（山口正貴）

第8章

駝背的治療方法⑤

坐下時在臀部放毛巾捲，每30分鐘壓背；坐地板時避免盤腿或屈膝抱胸，保持跪坐等「24小時預防駝背妙招」

原　慶宏●武藏野紅十字醫院骨科部長
山口正貴●東京大學醫學部附屬醫院復健部物理治療師
高平尚伸●北里大學研究所醫療系研究科骨科學教授

即使是挺直背部的優美姿勢，長期維持仍會造成肌肉緊繃、腰背受傷，所以要每30分鐘壓背

讀到這裡，大家應該都能理解輕忽駝背有多麼危險了吧？

現在讀這本書的你，可能正以背脊挺直的優美姿勢端坐著。但是，有沒有人還是覺得身體不舒服呢？

我會這麼問是因為，即使改善了駝背、維持良好姿勢，**一直維持同一個姿勢還是會造成身體不適。無論是多麼優良的姿勢，只要持續一段時間，都會造成肌肉緊繃，進而傷及腰部及背部**。所謂良好的姿勢，是讓脊椎維持健康的S形曲線。透過維持S形曲線，可以吸收頭部重量與來自地面的衝擊力，減輕負荷。

不過，維持這個姿勢好幾個小時，也是個問題。

大家應該有過維持同樣的坐姿，身體就會覺得疲累、想要伸伸懶腰的經驗吧。這其實是身體在釋出訊號，提醒你「一直維持相同姿勢，會讓血液循環不良，造成肌肉緊繃，對身體不是一件好事」。此外，長時間坐著埋首於工作，可能會錯失身體發出的警訊。**久坐不僅會對脊椎帶來負面影響，還會提升糖尿病、狹心症、高血壓、心肌梗塞等疾病的風險**。

因此，應該要**每30分鐘就從椅子上站起來3分鐘左右，稍微壓背、走動或踏步。若是1小時才站起來1次的話，請讓身體活動約5分鐘**。如果是在上班中，可以利用上洗手間的機會走樓梯到不同樓層，或是起身泡茶、伸懶腰等等。

最近，我發現東京都北區有個非常有趣的活動。區民們為了促進健康，一起使用一款手機APP（日文為「あるきた」）。使用這個APP的人若在一定時間內沒有活動，就會收到通知。各位也可以搜尋看看，自己居住的地區有沒有開發像這樣的APP。

（原　慶宏・山口正貴）

許多人坐下時都會讓骨盆後傾，進而造成駝背，可以在臀部底下放一個捲起的毛巾防止後傾

脊椎是由24塊椎骨構成的，下方還有骨盆與其連接。事實上，**骨盆的傾斜程度，也是左右是否會駝背的關鍵**。

首先，我們來確認一下大家坐下時的骨盆傾斜程度。請各位像平常一樣坐在椅子上，用手摸看看臀部底下凸出的骨頭（尾骨）。**如果尾骨有碰到椅面的話，就代表骨盆是往後傾的**（稱作骨盆後傾）。若骨盆往後傾，與骨盆直接連接的腰椎就會隨之彎曲，變成駝背的狀態。

為什麼有人會變成骨盆後傾的坐姿呢？我曾經研究過駝背者的坐姿，發現**坐姿呈現駝背及骨盆後傾問題的人，腹肌及背肌都是鬆弛的**。簡單來說，這種肌肉鬆弛

讓身體習慣端正骨盆的坐姿吧！

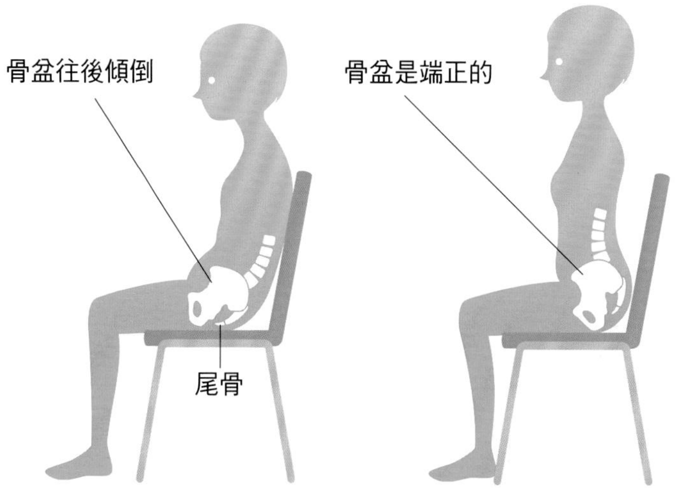

骨盆後傾的坐姿是因為腹肌及背肌鬆弛，會造成駝背。相對地，坐下時若骨盆端正，脊椎會有自然的S形曲線，形成正確的坐姿。

的狀態，就是「非常放鬆」的意思。

當然，坐著時一定會想要放鬆。但是，因骨盆後傾的姿勢而感到輕鬆是很危險的。**人類的身體在維持良好姿勢時，其實是負荷最少的狀態，讓身體習慣骨盆擺正的坐姿，才是最輕鬆的坐法**。

因此，**骨盆後傾又駝背的人，可以在坐下時於椅面後側放一個捲起的毛巾，協助端正骨盆**（參照下頁圖示）。只要依照這個做法，骨盆就能自然地擺正。許多患者都透過這個方法，解決了腰痛、頸部疼痛，以及駝背的問題。

（高平尚伸）

放置毛巾捲

讓骨盆端正的坐法

❶

在椅面與椅背的交界處放置一條捲成圓筒狀的毛巾。

每天坐椅子時養成習慣

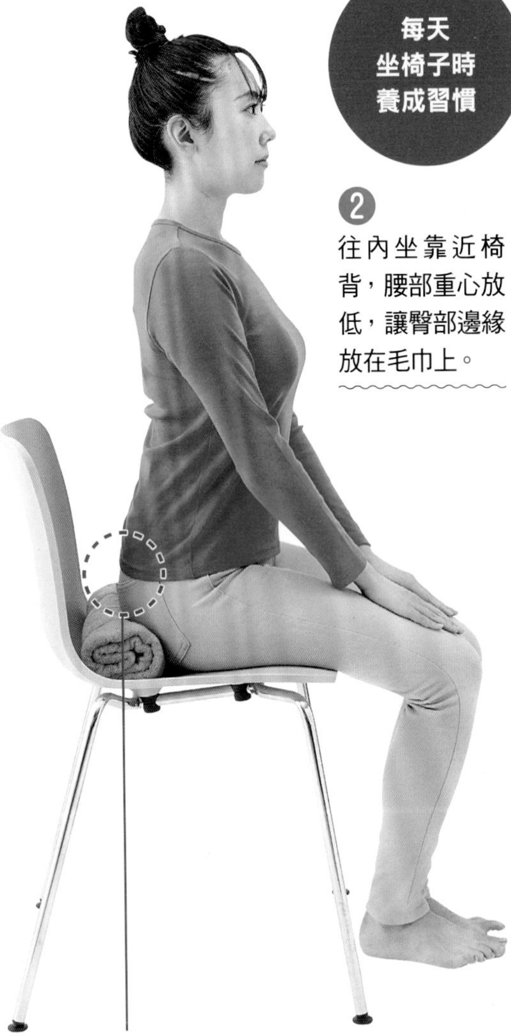

❷

往內坐靠近椅背，腰部重心放低，讓臀部邊緣放在毛巾上。

重點 注意要讓骨盆端正。

毛巾捲的做法

❶

將正常尺寸的浴巾對折3次。

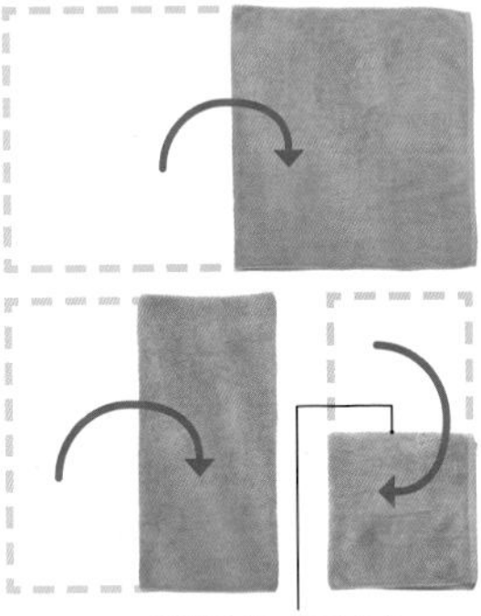

對折處（圖A）

❷

從步驟❶的對折處（圖A）開始將毛巾捲起。

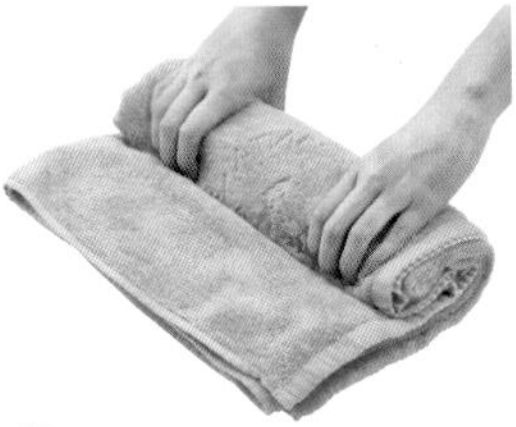

❸

將步驟❷的毛巾捲兩端用橡皮筋固定就完成了。

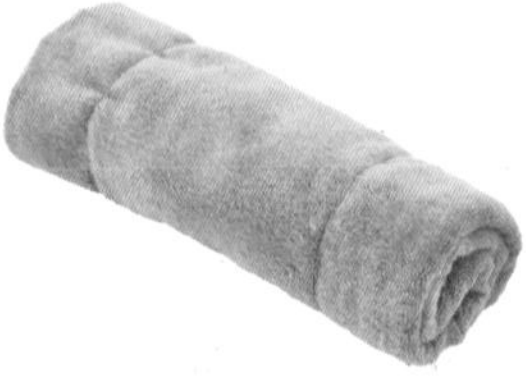

就寢時使用「柔軟的寢具」會讓脊椎陷入寢具中、使駝背惡化，可以鋪一層浴巾防止身體下沉

想改善駝背，不只醒著時要注意，睡覺姿勢也很重要。**為了在睡覺時脊椎也保持自然的S形曲線（參照第7頁），需要下點功夫。**躺在軟綿綿的睡墊或床墊上時，脊椎會陷入寢具中，身體不容易換姿勢。以彎背狀態睡好幾個小時，將使駝背惡化，甚至引發腰痛；然而，寢具太硬的話，雖然可以防止身體下陷，但是身體和寢具接觸面變少，壓力就會集中在接觸部位，引發疼痛。**理想的寢具不能太軟或太硬，要有適度的彈性。若腰部與床墊之間有空隙，可以用浴巾將腰部纏住再睡。**枕頭的高度也很重要，為了不讓頸部陷入寢具中，可以像下頁圖中那樣用毛巾調整。

（原　慶宏・山口正貴）

維持良好睡姿的輔助工具

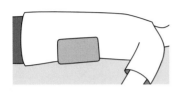

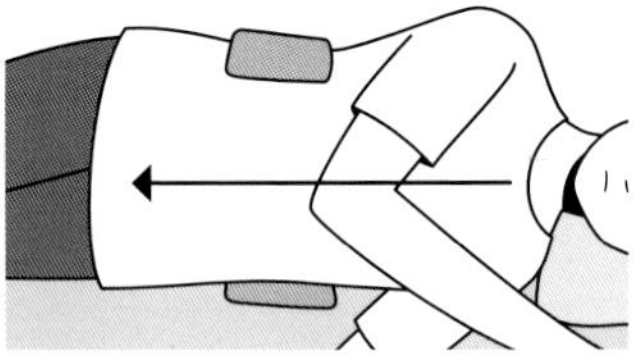

睡覺時，身體和床墊之間若有空隙，可以用浴巾將腰部到側腹部捲起來固定，填補空隙。調整浴巾的厚度，讓下巴、胸部到肚臍呈一直線。

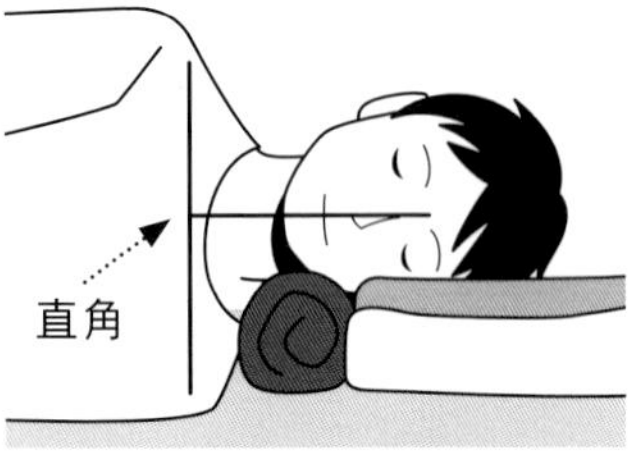

側躺的時候，比起仰躺，會多出肩膀的高度，所以枕頭要比較高。可以將摺好的浴巾放在枕頭兩側，填補脖子與床墊或睡墊之間的空隙。枕頭高度應調整至兩邊肩膀的連線與額頭中心、鼻子、下巴的連線呈現直角。

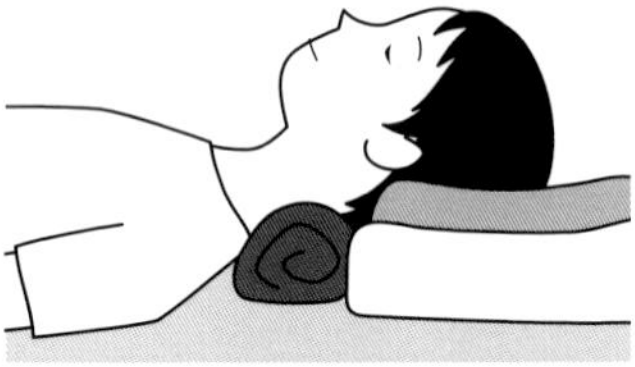

頭靠在枕頭上的時候，若脖子下方有空隙，會造成頸部僵硬。在脖子下方墊一個捲成圓筒狀的浴巾，就能支撐頸部，維持頸部的前彎弧度了。

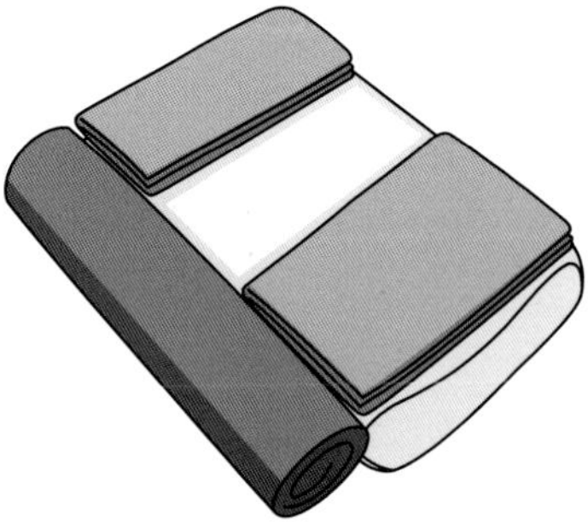

筆電使用外接式螢幕、坐在地板上時要跪坐等 生活中的「預防駝背妙招」一覽

駝背來自於經年累月的壞習慣。換言之，駝背不是一日造成的。那麼，到底有哪些生活習慣會造成駝背呢？

隨著遠端工作普及，現代人拿著一台筆電就能在任何地方工作。雖然是件好事，但是看一下咖啡店內使用筆電辦公的商務人士，就會發現許多人都有駝背。為了防止駝背，在家中或公司工作時，應**使用外接式螢幕及鍵盤**，**將螢幕調整至視線高度**。此外，坐在地板上時也要注意。雙手抱膝的坐姿會讓脊椎彎曲，**最好採跪坐**。

下頁開始，會為各位統整各種預防駝背的妙招，請各位務必嘗試看看。

（原 慶宏・山口正貴）

生活中的「預防駝背妙招」一覽

K

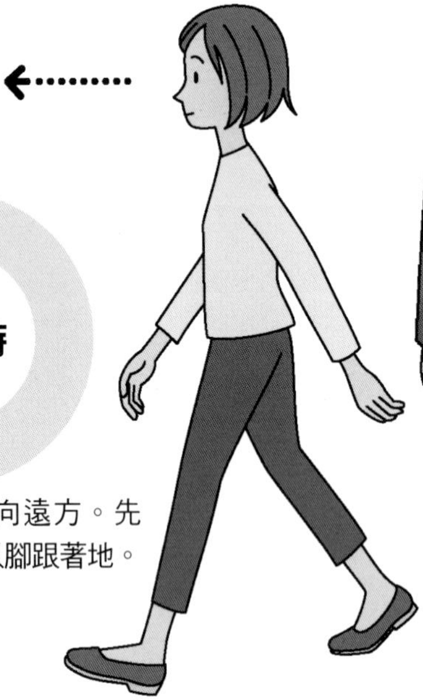

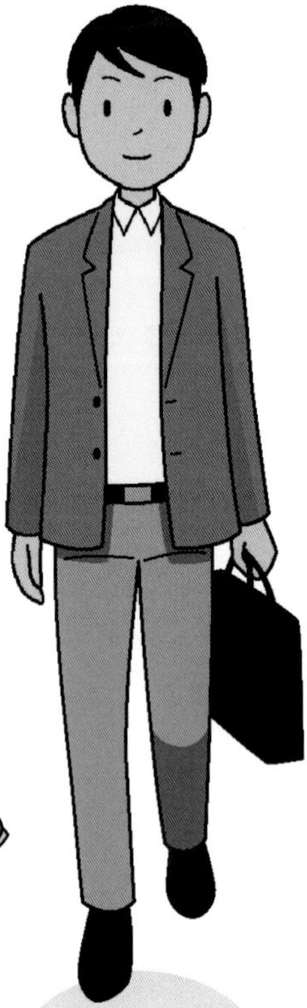

走路時

挺直背脊，看向遠方。先踢出腳尖，再以腳跟著地。

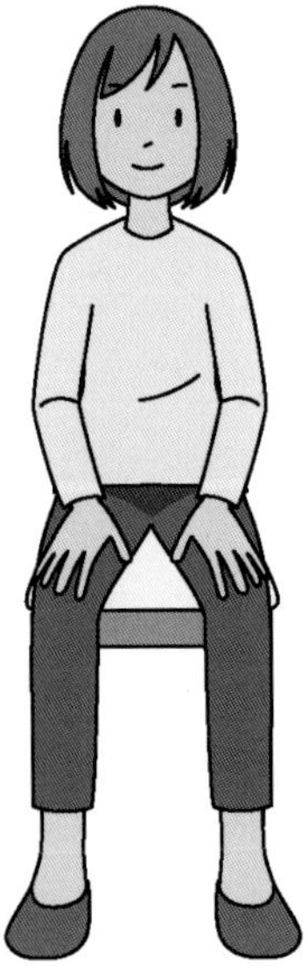

坐在椅子上時

雙腳張開，確實踩在地面上，以雙腳與坐骨（骨盆最下方的骨頭）三點支撐身體，挺直背脊。

拿手提包時

拿著手提包的手要勤換左右邊，防止身體歪斜。

●可同時參照第43～45頁，導致駝背的NG動作

要記好！

使用3C產品時

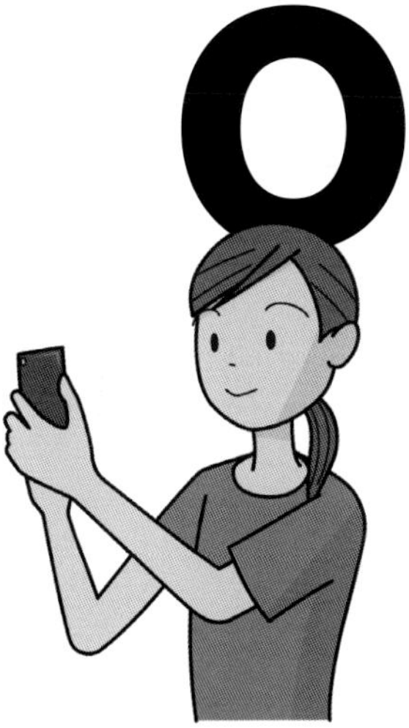

手機畫面要與視線同高。

可以用書本或其他物品將電腦螢幕墊高，讓畫面最上方與視線同高。打鍵盤時，應將椅子高度調整至手肘的角度呈直角。

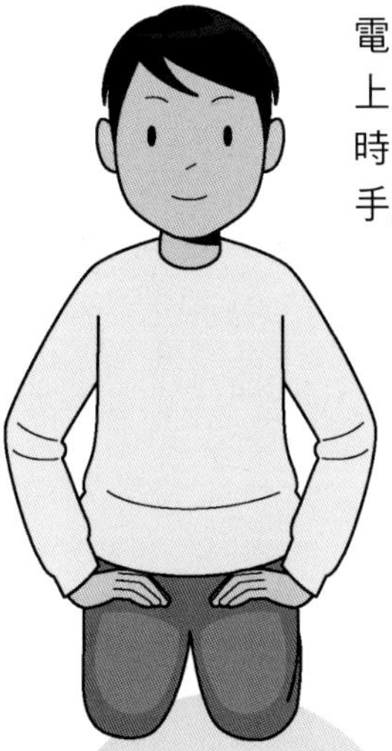

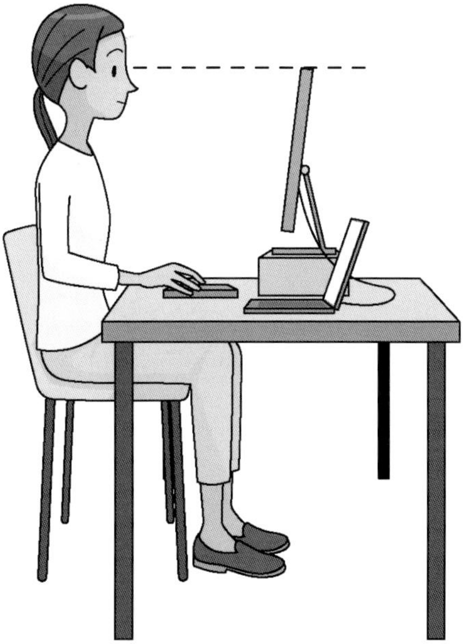

坐在地板上時

採跪坐的姿勢，端正骨盆，維持脊椎的S形曲線。

生活中的「預防駝背妙招」一覽

做家事時

如果流理臺高度和身高不合，可以用書疊高10公分左右，單腳站在書上，讓腰部伸直。偶爾交換一下墊高的腳，減輕腰部的負擔。

OK

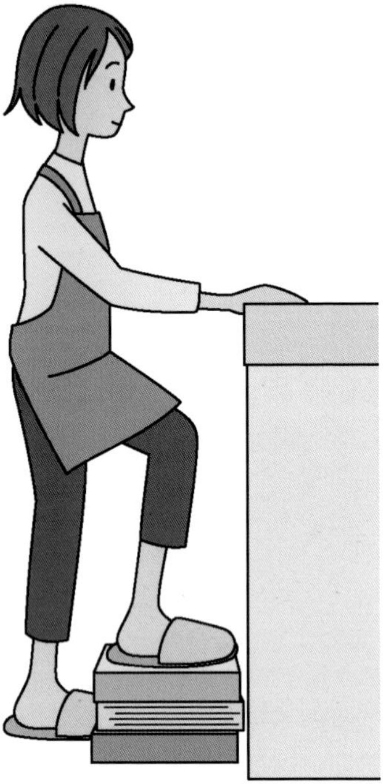

往座椅深處坐，腰部靠著椅背

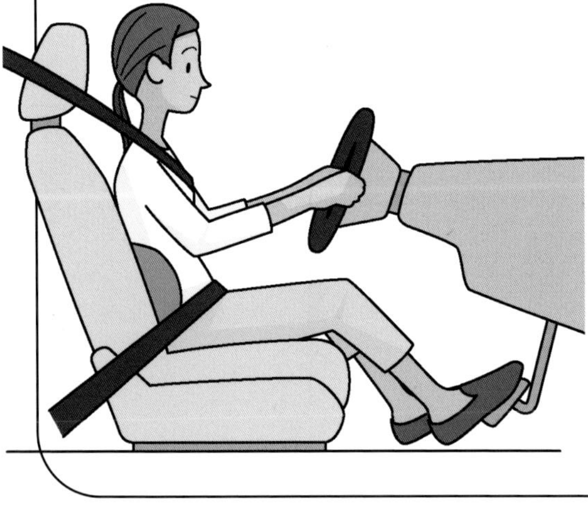

靠著椅背坐，將背部打直、貼在椅背上。腰部的空隙間可以放一顆抱枕，比較容易維持骨盆直立。

第9章

壓迫性骨折對策

身高變矮的人要特別注意！

許多人因輕忽駝背導致

「壓迫性骨折」，需徹底預防！

強化脊椎術＆最新療法

高平尚伸●北里大學研究所醫療系研究科骨科學教授
原 慶宏●武藏野紅十字醫院骨科部長

背部及腰部彎曲且身高變矮的話，可能是脊椎已有壓迫性骨折，近期因骨折需要醫療照護的人數激增

在第9章，我們會針對**「脊椎壓迫性骨折」（以下略稱「壓迫性骨折」）**進行解說。其實，輕忽駝背也會提高壓迫性骨折的發生風險。

脊椎是由大約24塊小骨頭堆積組成，小骨頭又稱作椎骨。隨著年齡增加，椎骨的骨量（骨骼中的鈣質等含量）會逐漸降低，變得脆弱易碎。**若因駝背導致背部及腰部彎曲，負荷就會集中在脊椎彎曲部分的前側，受到壓迫的骨骼就有可能被壓碎或磨損。這種狀況就是所謂的「壓迫性骨折」。**這種骨折和大家印象中會「喀拉一聲斷掉，還很痛」的骨折不同。具骨質疏鬆症的椎骨會慢慢變化，斷掉瞬間也不會感到劇痛，**常常連患者本人都沒有察覺到**。因此，日本近年來稱其為**「不知何時發生**

的骨折」。不過，也並非毫無徵兆，背部及腰部彎曲的人，若**身高比以前矮2公分以上，就要注意是否有壓迫性骨折。**壓迫性骨折的可怕之處在於，具有發生連鎖骨折的危險。一旦其中一塊椎骨發生壓迫性骨折，其前後椎骨也會因負荷增加而容易引發連鎖性骨折，就像骨牌被推倒一樣，所以又稱作**「骨牌式骨折」**。

發生骨牌式骨折的話，脊椎會越來越彎，變得容易跌倒。事實上，**因壓迫性骨折而跌倒，導致大腿骨骨折，最後臥床不起而需要照護的人非常多。**

為了預防壓迫性骨折，請別輕忽駝背問題，務必要增加骨量、強化脊椎。

（高平尚伸）

何謂壓迫性骨折？

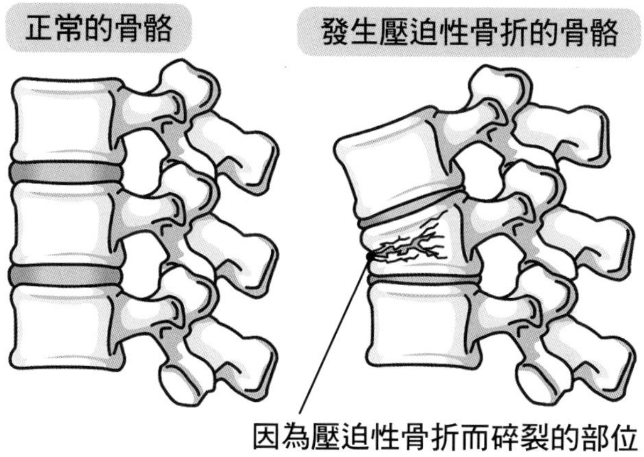

壓迫性骨折是因脊椎椎骨受到上下方向的壓力，被擠壓變形所致。若患有骨質疏鬆症這種骨骼變得鬆脆的疾病，就更容易發生壓迫性骨折。好發於老年人，尤其是女性居多。

預防脊椎壓迫性骨折，最重要的是藉由「提升骨量」來強化骨骼，並且進行支撐脊椎的「肌肉強化」

本篇要介紹的是，預防脊椎壓迫性骨折的運動。重點在於提升骨量，並且強化支撐脊椎的背肌。

有些人應該知道運動可以增加肌肉量，但是不知道運動也能增加骨量吧？骨骼會因為運動帶來的負荷而增加強度，生活中若沒有負荷，骨骼就會有弱化的傾向。這點已透過太空人實驗獲得證實。在無重力的太空空間生活半年的太空人，與在地球上生活時相比，骨量會以10倍的速度減少。

那麼，應該做什麼運動來增加骨量呢？**當骨骼受到垂直方向的刺激時，會活化製造骨骼的細胞（造骨細胞），使骨量增加**。因此，建議各位進行從墊腳狀態讓腳跟落地的**「腳跟落地」運動**。腳跟是比較容易利用體重刺激的部位，**對脊椎也有良好的影響，有強化椎骨的效果。**

此外，**對於支撐脊椎的背肌進行肌力強化也很重要**。其實，脊椎有幾個較容易發生壓迫性骨折的地方，如第12塊的胸椎、第1塊的腰椎。這些地方剛好在背部正中央，運動時可以盡量感受這個位置。

強化背肌的運動有很多種，不過我想推薦給各位的是特效運動**「拍翅體操」**。這個體操要先將膝蓋微彎，呈上身前傾的姿勢，雙手手肘彎曲成90度，像鳥類展翅那樣拍動手臂就可以了。不過要注意一點，**左右兩邊肩胛骨需往脊椎靠攏**。

此外，進行拍翅體操時，雙手各握1瓶裝進500毫升水的寶特瓶，對背肌增加負荷的話，效果會更好。當然，若家中就有啞鈴的話，也可以拿著啞鈴就好。請各位務必試試看。

（高平尚伸）

刺激骨骼來增加骨量　壓迫性骨折對策❶

增加骨量的腳跟落地體操

❶

手心朝下，雙手抬至肩膀高度，踮起腳尖站立。

❷

雙手放下，擺在身體兩側的同時，腳跟也咚地落地。以2秒的節奏反覆進行❶、❷的動作。

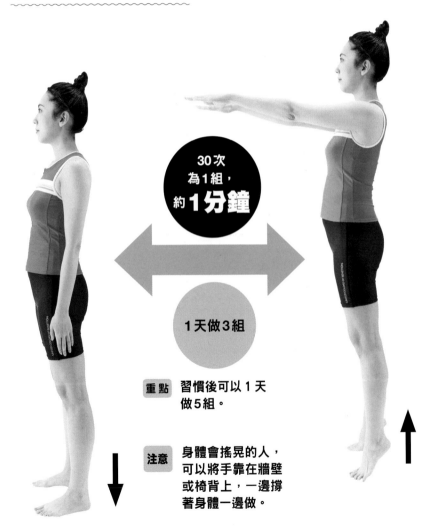

30次為1組，約1分鐘

1天做3組

重點 習慣後可以1天做5組。

注意 身體會搖晃的人，可以將手靠在牆壁或椅背上，一邊撐著身體一邊做。

鍛鍊支撐脊椎的肌肉　壓迫性骨折對策❷

強化背肌的拍翅體操

❶

雙腳張開與肩同寬，站立時膝蓋微彎。在挺直背脊的狀態下，將上半身往前傾斜45度。雙手往前伸，膝蓋微彎。

❷

維持手臂彎曲的動作，雙手像拍翅那樣盡量往背部的方向高舉，再回到❶的狀態。以5秒的節奏反覆進行❶、❷的動作。

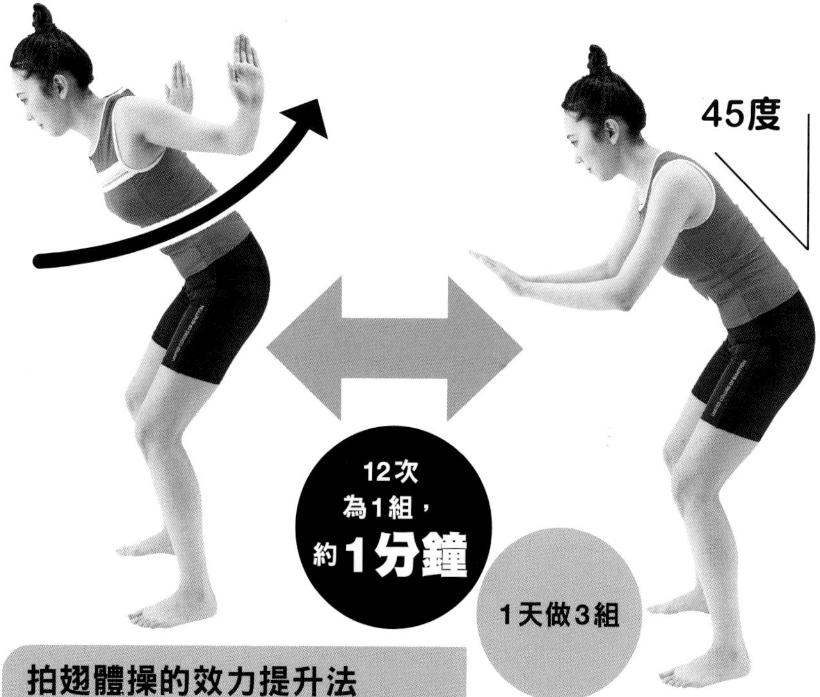

拍翅體操的效力提升法

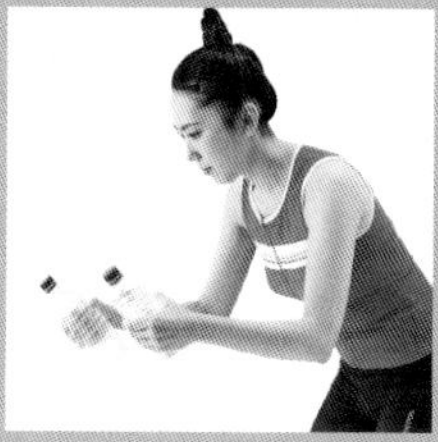

在寶特瓶中裝入500毫升的水，做操時雙手各握1瓶，可以提升強化背肌的效果。

重點

- 放慢做操速度，可以提升效果。
- 若有餘力，可以增加組數。
- 臉部朝前，效果會更好。

攝取富含鈣質・蛋白質・維他命D和K的鯖魚罐頭及納豆等食材，有助於強化脊椎

想要強化脊椎，當然少不了用來當作骨骼材料的營養補給。**首先最需要的就是鈣質**。1天所需的鈣質攝取量，**成年男性建議要700～800毫克，成年女性則為650毫克**。不過，根據令和元年（西元二〇一九年）的日本國民健康和營養調查，日本的成人平均鈣質攝取量只有498毫克。因此，應以多攝取150～300毫克的鈣為目標。**牛奶、優格等乳製品，還有納豆、豆腐等黃豆製品，小松菜等蔬菜類、海藻類、芝麻等堅果類，都含有豐富的鈣質**。

另外，應該和鈣質同時補充的營養素還有**維他命D**。鈣質不易被人體吸收，而維他命D具有**幫助鈣質吸收的功能**。維他命D的建議攝取量為**1天8.5微克**，不過根

據調查，日本人1天只攝取到6.9微克。**魚類、菇類及蛋中都富含維他命D**。

此外，**維他命K**可幫助鈣質沉著到骨骼上。**納豆**及**海帶芽**等食材中都富含維他命K。**1天建議攝取量為150微克**，而1盒納豆中就含有約600微克，每天都吃納豆的人就不用擔心攝取量不足了。不過，有服用華法林這種抗凝血藥物的人要注意，攝取太多維他命K會減弱藥效，需要和醫師討論。

在此推薦給大家一些食材，有助於達成每天攝取的目標，那就是**鯖魚罐頭**及**納豆**。鯖魚罐頭富含鈣質及維他命D，而納豆除了含有鈣質及維他命K之外，還有能防止鈣質流失的**大豆異黃酮**。可以**將鯖魚罐頭及納豆拌在一起，做成鯖魚納豆來享用**。

當作一道小菜、大阪燒配料或拌在義大利麵中等，可以將其運用在各種料理中。請各位務必試試看。

（高平尚伸）

鯖魚納豆

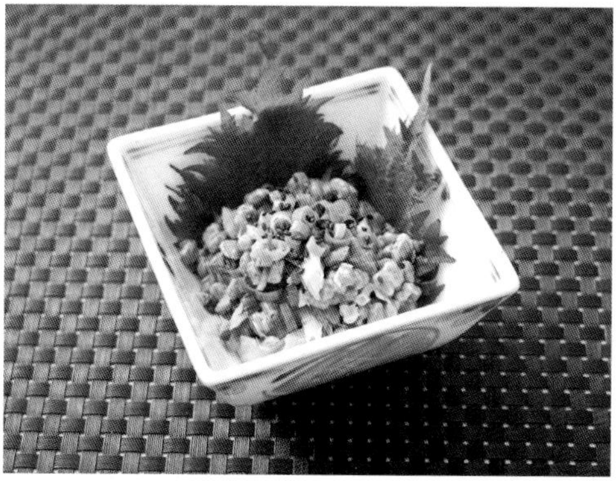

一次攝取到所有強化骨骼的營養素。

提升骨量的藥物陸續登場！
雙磷酸鹽類藥物、副甲狀腺素藥物等
預防壓迫性骨折的治療藥物一覽

治療壓迫性骨折的藥物，可大致分為「抑制骨骼破壞作用」、「提升骨骼製造作用」、「調整骨骼更新再造平衡」這3大類。

抑制骨骼破壞作用藥物會抑制蝕骨細胞作用，代表性藥物為雙磷酸鹽類藥物。有1天吃1次或1週吃1次等不同種類，建議在空腹時服用。此外，還有抑制骨骼吸收的女性荷爾蒙（雌激素），及有相同作用的**SERM（選擇性雌激素受體調節物）**。這些藥物的副作用都很輕微，特色是服用時較無負擔。

提升骨骼製造作用藥物則有屬於副甲狀腺荷爾蒙藥物的骨穩。可以在家中自行或由家人協助注射，有助於增加骨量，我在治療患者時也經常使用。

有效提升骨量的主要治療藥物一覽表

藥物作用	藥物種類	學名（商品名）
①抑制骨骼破壞的藥物	雙磷酸鹽類藥物	Alendronate（福善美、Bonalon）、Ibandronate（骨維壯）、Zoledronic Acid（Reclast）、Minodronic Acid（Bonoteo、RECALBON）、Risedronate Sodium（愛骨泰、BENET）
	女性荷爾蒙藥物	Estradiol（Julina、ESTRANA、DIVIGEL、l'estrogel）、Estriol（愛斯都麗、HOLIN）
	SERM	Bazedoxifene Acetate、Raloxifene Hydrochloride
	化因子配體抑制劑（RANKL）	Denosumab（PRALIA）
	降鈣素	Elcatonin（Elcitonin）、鮭魚抑鈣激素（Calcitonin）
②幫助造骨的藥物	副甲狀腺荷爾蒙藥物	Teriparatide（骨穩）、Teriparatide Acetate（Teribone）
③補充骨骼形成時缺乏營養素的藥物	活性維生素 D_3 藥物	Alfacalcido（骨腎康、旺爾華）、Eldecalcitol（EDIROL）、Calcitriol（羅鈣全）
	維他命 K_2 藥物	Menatetrenone（維生素K_2）
同時具①、②效果的新藥	硬化蛋白抑制劑	Romosozumab（益穩挺）

調整骨骼更新再造平衡藥物作用是補充骨骼形成時容易缺乏的營養素，包括**活性維生素 D_3 藥物**及**維他命 K_2 藥物**。活性維生素 D_3 可促進腸道內的鈣質吸收，改善造骨細胞作用。同時也可以作用在肌肉上，有助於防止跌倒。另外，雖然天然維他命D不是藥物，但也有相同效果。

同時具有促進骨骼形成及抑制骨骼吸收雙重效果的硬化蛋白抑制劑也能運用在治療中。日本領先於世界，已將這種新藥運用在骨折高風險的骨質疏鬆症治療上。

（原　慶宏）

讓壓迫性骨折碎裂的骨骼恢復原樣並消除疼痛！利用骨水泥修復脊椎的椎體成形術

發生壓迫性骨折時，若屬輕度症狀，只要安靜休養、穿戴護腰或是以石膏確實固定骨折部位即可。感到疼痛時，可以使用鎮痛劑。像這樣的**非侵入性治療持續2～3個月都沒辦法幫助骨骼癒合，或是仍感到強烈疼痛的話，就要考慮動手術了**。

目前最廣泛使用的手術是椎體成形術，包含近期快速普及的**經皮球囊椎體擴張成形術**。椎體成形術是**以針刺入壓迫性骨折的椎體，注入醫療用骨水泥，藉此穩定椎體的方法**。過往可能出現骨水泥從椎管漏出而壓迫神經，或流入血管內引起肺栓塞的狀況。因此美國在一九九〇年代開發了更安全的方法，就是球囊椎體成形術。

球囊椎體成形術是在椎體中放入氣球，將其充氣製造空間，再填入骨水泥。藉此降低骨水泥外洩的機率，大幅提升安全性。

球囊椎體成形術的大致流程如下所述。

將患者全身麻醉後，使其俯臥。醫師用X光線照射，確認骨折部位，再用針插入椎體內，由該處置入氣球並慢慢地充氣，盡量將椎體撐出骨折前的形狀。接著，取出氣球，椎體內就有空間可以注入骨水泥了。注入骨水泥後，再將針拔出，手術就完成了。**手術花費的時間大約為30分鐘～1小時。**

因為有麻醉，手術中不會感到疼痛，術後也不太有痛感。特色是幾乎不會出血，因此**對病患的身體負擔也很少**。（原　慶宏）

球囊椎體成形術流程

❶
以針從背部刺入到骨折的椎體，接著放入裝有氣球的器具。

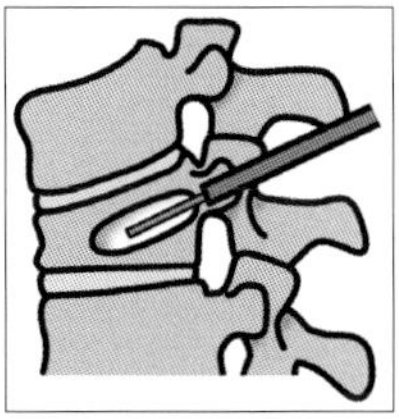

❷
將氣球充氣，讓椎體回到骨折前的形狀。

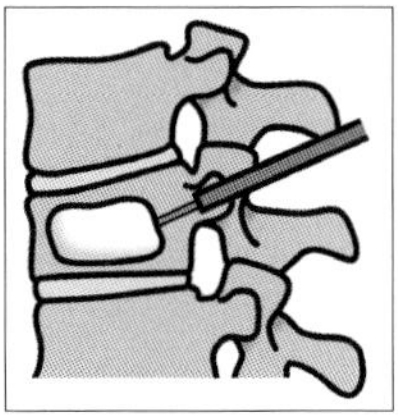

❸
取出氣球後，將骨水泥注入氣球撐出的空洞。

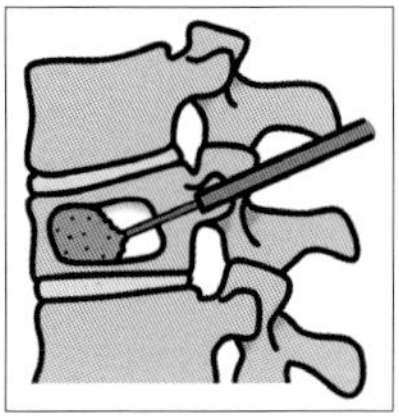

❹
手術約30分鐘～1小時內結束。骨水泥約20分鐘就會凝固變硬。

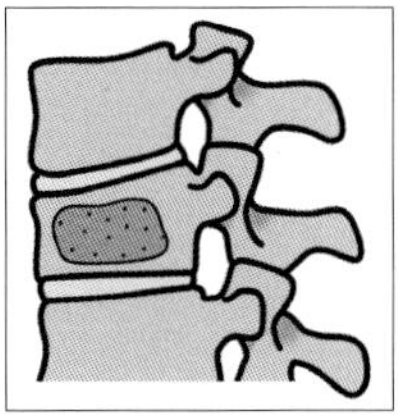

解說者一覽（依內文刊載順序）

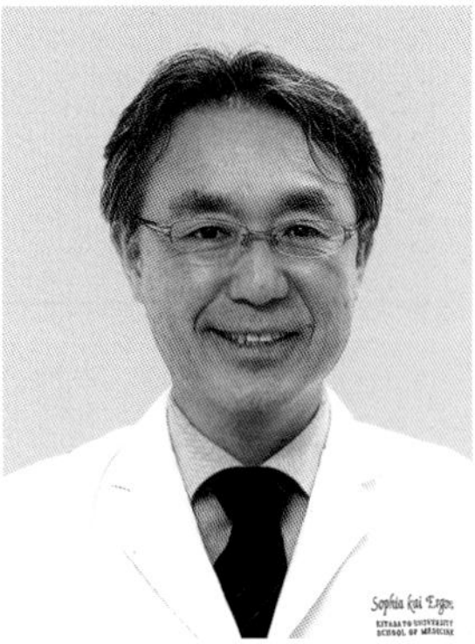

北里大學研究所醫療系研究科骨科學教授
北里大學醫療衛生學部復健科教授

高平尚伸 醫師

北里大學醫學部畢業後，經歷同大學醫學部骨科講師、同大學醫院骨科醫局長、同大學研究所醫療系研究科講師等職位後，來到現職。專業為髖關節外科學。在各項運動器材的新型運動療法及姿勢方面亦十分專精，是全日本知名的疼痛治療先驅，有許多患者慕名而來。

同時擔任日本網球協會醫事委員一職，並以醫師的身分參與了2020年的東京帕拉林匹克運動會，為各國選手服務。其他身分還有日本骨科學會專科醫師、日本人工關節學會認證醫師、日本體育協會公認運動醫師，以及日本柏雷素爾足球隊的醫療顧問。

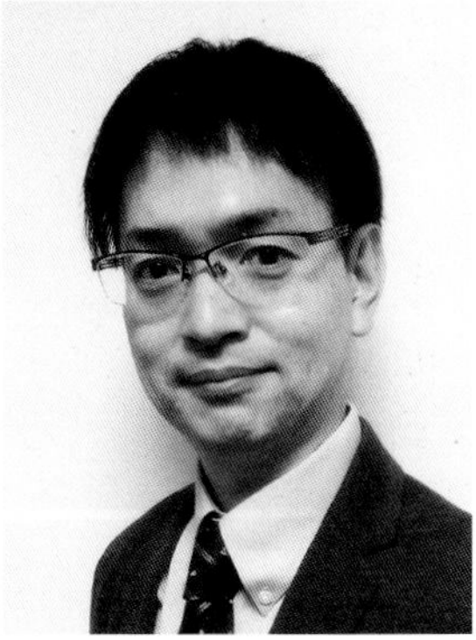

武藏野紅十字醫院
骨科部長

原　慶宏 醫師

東京大學醫學部畢業後，經歷同大學醫學部骨科助教等職後，來到現職。專攻脊椎脊髓外科，致力於發展脊椎微創手術及脊椎內視鏡手術。秉持著「手術是醫師及患者的共同作業」這個信念，總是悉心追蹤患者的術後狀況，深受患者的信賴。目前正使用東京都北區提供的手機APP「あるきた」，勉勵自己保持健康。同時具有日本骨科學會專科醫師、日本骨科學會脊椎脊髓醫師、日本脊椎脊髓病學會脊椎脊髓外科指導醫師等身分。

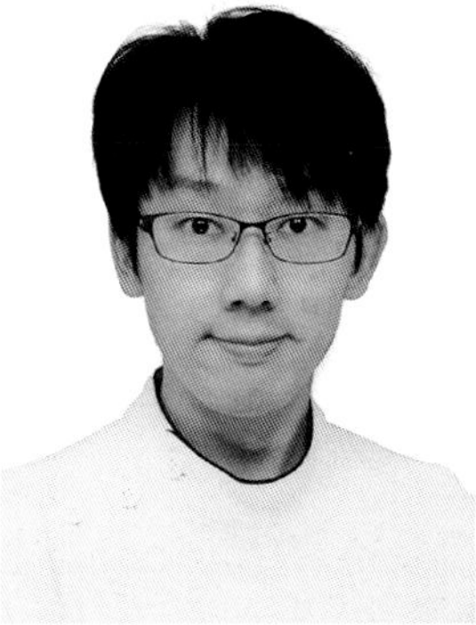

東京大學醫學部附屬醫院復健部
物理治療師

山口正貴 治療師

就讀東京理科大學，因為在學時期閃到腰，而對復健產生了興趣，並由同大學畢業後，在2005年取得了日本物理治療師執照，接著就任現職。於2007年起，兼任千葉縣福利互動廣場預防照護訓練中心的預防照護相關工作。在2013年獲頒Journal of Wound Care Innovation Award。從事醫療預防業務的同時，也開始著手進行腰痛的研究，並在2016年藉由與原慶宏醫師等人共同執筆的研究論文，獲頒日本物理治療師學會的第8回優秀論文獎。目前仍針對脊椎及姿勢進行研究，發想出許多最適合患者的運動療法，深受患者信賴。目前還有在日本經濟新聞報進行專欄連載，並參加NHK的電視節目「ガッテン！」，解說運動療法的重要性。

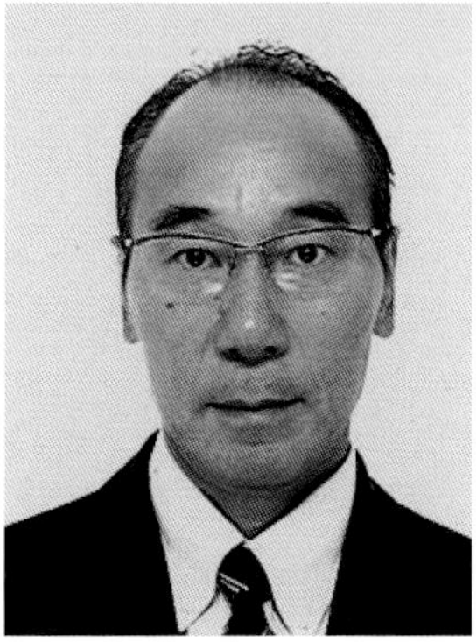

昭和大學醫學部骨科學講座
運動科學研究所客座教授
成城復健醫院院長

平泉　裕 醫師

昭和大學醫學部畢業，在同大學研究所修畢後，於1990～1992年進入美國明尼蘇達州立大學醫學部骨科教室及Twin Cities Scoliosis Spine Center擔任臨床研究員。回國後，經歷昭和大學醫學部骨科教室助教、準教授後，於2021年就任現職。專攻脊椎相關研究。

經常以選手身分參加鐵人三項及馬拉松競賽，曾經連續7週的週末都參加全馬比賽，是位超級運動員醫師。同時也擔任了日本骨科學會代表、日本脊椎脊髓病學會委員。

結語

我們這些醫療從業人員常對駝背患者說：「想要治好駝背必須靠自己努力。」駝背基本上都是因長期日常不良姿勢造成的，和疾病不一樣。治療駝背時，骨科醫師及物理治療師能做的其實不多，頂多是「幫忙」矯正日常不良姿勢而已。歸根究柢，還是要**患者自發性矯正日常姿勢，才有機會改善駝背**。

本書介紹的1分鐘體操，有助於放鬆僵硬的肌肉，恢復身體的柔軟性，讓彎曲的脊椎能慢慢恢復健康的S形曲線。患者在接受我們的體操指導後，都會認真地做操，記得挺直背脊。但可惜的是，這種狀態通常只會持續2～3天，大多數人都會很快放棄。一問之下才發現，理由幾乎都是「感覺不到效果」。但是，請各位仔細想想。駝背是持續好幾年的不良姿勢造成的，當然不可能在短短幾天內就治好。**至少要堅持1週以上**，姿勢才會慢慢變好。

因此，在本書的最後，我們想提醒大家的是，**請制定一些可以讓自己維持1分鐘**

體操的規則。例如：

●每天看到鏡中駝背的自己時，就想著「不能放任自己這樣顯老的姿勢」，並且站起來實踐1分鐘體操。

●看到電視節目中外表很年輕的藝人們，就想著「我也要維持良好的姿勢，重返年輕」，趁廣告時間做一下1分鐘體操等。

像這樣養成「照鏡子↓做1分鐘體操」、「趁電視廣告開始播放↓做1分鐘體操」的習慣之後，就能離改善駝背的目標更進一步了。制定符合自己生活方式的規範，就能成為改善駝背的強力武器。

若各位能透過本書介紹的1分鐘體操恢復優美的姿勢，並且改善頸部、肩膀、背部、腰部等處的疼痛，就太好了。

武藏野紅十字醫院骨科部長　原　慶宏

東京大學醫學部附屬醫院復健部物理治療師　山口正貴

總集人── 田代恵介
系列企劃──飯塚晃敏
編輯──わかさ出版／上野陽之介
編輯協力──オーエムツー／荻 和子　梅沢和子
裝幀──下村成子
本文設計──エムエフディ／田中資康
DTP──菅井編集事務所
插畫── 魚住理恵子　デザイン春秋会
攝影──石原麻里絵　福田　諭（fort）
模特兒──中川朋香

『ねこ背 何歳からでも自力で治せる！整形外科の名医が教える
最新１分体操大全』（高平尚伸、原慶宏、平泉裕、山口正貴）
NEKOZE NANSAIKARADEMO JIRIKIDENAOSERU!
SEIKEIGEKANO MEIIGAOSHIERU
SAISHIN1PPUNTAISOUTAIZEN

1分鐘改善駝背！
骨科名醫的體操大全

出　　版／楓書坊文化出版社
地　　址／新北市板橋區信義路163巷3號10樓
郵政劃撥／19907596　楓書坊文化出版社
網　　址／www.maplebook.com.tw
電　　話／02-2957-6096
傳　　真／02-2957-6435
作　　者／高平尚伸
原慶宏
平泉裕
山口正貴
翻　　譯／徐瑜芳
責任編輯／邱凱蓉
內文排版／楊亞容
港澳經銷／泛華發行代理有限公司
定　　價／350元
初版日期／2023年９月

國家圖書館出版品預行編目資料

1分鐘改善駝背！ 骨科名醫的體操大全 / 高平尚伸, 原慶宏, 平泉裕, 山口正貴, 作 ; 徐瑜芳譯. -- 初版. -- 新北市 : 楓書坊文化出版社, 2023.09　面；　公分

ISBN 978-986-377-894-3（平裝）

1. 脊椎病　2. 體操　3. 健康法

416.616　　112012313